中 医 药 科 普 知 识 小 故 事

杜仲上山记

杨礼宽 ……… 著

周明月 ……… 绘

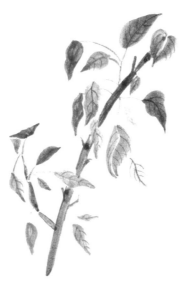

世界图书出版社

图书在版编目（ＣＩＰ）数据

杜仲上山记/杨礼宽著；周明月绘 .－－北京：
世界知识出版社,2021.11
ISBN 978-7-5012-6427-8

Ⅰ.①杜… Ⅱ.①杨… ②周… Ⅲ.①中国医药学—
文化—通俗读物 Ⅳ.① R2-05

中国版本图书馆 CIP 数据核字 (2021) 第 222036 号

杜仲上山记
D u Z h o n g   S h a n g S h a n J i

作　　者	杨礼宽
责任编辑	薛　乾
责任出版	王勇刚
装帧设计	义　慧
出版发行	世界知识出版社
地址邮编	北京市东城区干面胡同 51 号（100010）
网　　址	www.ishizhi.cn
经　　销	新华书店
印　　刷	艺堂印刷（天津）有限公司
开本印张	710×1000 毫米 1/16　13.5 印张
字　　数	90 千字
版次印次	2021 年 12 月第一版　2021 年 12 月第一次印刷
标准书号	ISBN 978-7-5012-6427-8
定　　价	50.00 元

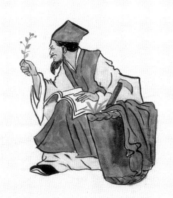

前　言

作为中医药科普读本,《杜仲上山记》试图通过中草药谜语、药名传说、药材名称轻喜剧、红景天讲故事等寓教于乐的形式,并将中国各个朝代非常著名的开国皇帝、名人、名医、各朝代主要贡献及兴亡时间等作一个简要梳理,送给那些喜欢中国传统文化,喜欢中医药,很想了解祖国历史及中医药发展史,可又没时间阅读,或者即便有时间也很难静下心来读古中医药书的年轻人。

早在唐宋鼎盛时期,文人知医通医,成为风尚。只要是有学问的人,无论是作家、画家、诗人,还是太守、县令,大多数人在学习儒家经典《四书》《五经》的同时,都会阅读中医药四大经典著作——《黄帝内经》《难经》《神农本草经》和《伤寒论》。一个知医懂医通医的文人,在当时才能算得上是一名真正有学问的人。

学医究竟有什么好处?汉代名医张仲景《伤寒论》的序言中就已经说明:"怪当今居世之士,曾不留神医药,精究方术,上以疗君亲之疾,下以救贫贱之厄,中以保身长全,以养其生,但竞逐荣势,企踵权豪,孜孜汲汲,惟名利是务;崇饰其末,忽弃其本,华其外而悴其内,皮之不存,毛将安附焉?"

大概意思就是:现在世上的那些人们啊,从来不去认真学习医药方面的知识,也没有人去深入刻苦地钻研医术之道。如果我们认真地去钻研医学,首先可以给我们自己的父母长辈们治病,使他们健康长寿;其次,我们可以利用所学的医术来救助那些穷苦的人们,使他们免受疾病的磨难;最后,努力钻研医术,我们还可以参悟到养生之道,还能保持我们的身体健康长寿。然而,一些人只是在竞相追逐荣华富贵和权利势力,都想高高在上,拥有极大的权势和财富,让别人都害怕他、有求于他乃至羡慕他。权贵富豪们轿往车来,每到一处,围观的人们抬起脚跟,伸长脖子看着权贵富豪们绝尘而去;于是他们整天忙忙碌碌,急功近利,为的只是他们自己的虚名和金钱啊!

他们在意的只是那些表面上的虚名和功利,却忽视了人生最根本的东西——生命。他们一味地去粉饰虚华的物质和外表,却不知道内在的精神和内心修养才是最重要的;他们放纵自己于声色犬马之中,却不知道健康的生活方式对生命是多么的重要!这就好像毛发和皮肤的关系一样,如果没有了内在的皮肤,外表的毛发还能长出来吗?

怎样才能做一名好医生呢?唐代药王孙思邈在他的《大医精诚》中指出:"凡大医治病,必当安神定志,无欲无求,先发大慈恻隐之心,誓愿普救含灵之苦。若有疾厄来求救者,不得问其贵贱贫富,长幼妍媸，怨亲善友，华夷愚智，普同一等，皆如至亲之想，亦不得瞻前顾后，自虑吉凶，护惜身命。见彼苦恼，若己有之，深心凄怆，勿避崄巇、昼夜、寒暑、饥渴、疲劳，一心赴救，无作功夫形迹之心。如此可为苍生大医，反此则是含灵巨贼。"

　　大概意思就是：凡是得大道的医生治病，必须要安定心神和情志，没有其他欲望、追求的干扰，首先生发大慈大悲的同情心，发誓愿意普遍地救度人们的痛苦。如果患有疾病的人来求救治的，不可以计较病家的社会地位高低、拥有财富多少、年龄大小、相貌美丑、是冤家还是亲友、中国人还是外国人、愚笨的人还是聪明人，一视同仁，都当作至爱亲人对待；也不可以瞻前顾后，考虑医病下药对自己是吉是凶，维护、爱惜自己的身家性命。看到病家的痛苦、烦恼，就好像自己感同身受，心底里深深地凄切悲怆，不避艰难险阻，不怕月黑夜深，不顾严寒、酷暑、饥渴、疲劳，一个念头就是赶去救治，没有显示功夫、事迹的心思。像这样的医生才是百姓可以信赖的好医生，反此道行之者，就是生命的最大残害者。

　　2020年新冠疫情期间，看到中医药在新冠肺炎治疗过程中起到的巨大作用，本人萌发了写一本普及中医药科普知识书籍的想法，想把中医药文化传播给更多的人。《杜仲上山记》不仅是希望读者能了解我国的传统中医药文化，更重要的是让读者对祖国中医药文化产生高度的自信和热爱。

习总书记指出："中医药学是中华文明的瑰宝。要深入发掘中医药宝库中的精华，推进产学研一体化，推进中医药产业化、现代化，让中医药走向世界。"（2018年10月22日，习近平在珠海横琴新区粤奥合作中医药科技产业园考察时的讲话）《杜仲上山记》通过中医药科普知识小故事，能让更多国人爱上中医药，为祖国中医药走向世界贡献一份微薄之力。

序 一

人类的祖先类人猿生活在数百万年前。大约距今二十万年前，人类从非洲开始向全球扩散。数万年前，人类到达中国这片土地，开始了世世代代的繁衍。人类文明发展是人类认识自然、顺应自然和利用自然的历史，中华民族几千年来在与疾病作斗争的过程中，古老的中医担负着民族繁衍昌盛的大任，推动着华夏文明车轮转动不息。如今，随着人们对健康的热切追求，随着中国文化影响力的不断增强，古老的中医历久弥新，正焕发着更加迷人的风采和勃勃生机。

然而，正因其古老，有许多生涩的语言词汇难以让人理解，单调枯燥的药名难以辨别记忆，这也使不少人头痛心烦。作者选择了用鲜活生动的故事来传达中医的精湛深邃，把深奥、艰涩、枯燥的知识大众化、实用化、趣味化，让我们在感受中医、学习中药的余韵之中，品味生活的欢愉和阅读的乐趣。

"颂其诗，读其书，不知其人，可乎？是以论其世也，是尚友也。"我对杨礼宽同学的了解应该说是较多的。大学时期，他刻苦勤奋，是一位品学兼优的学生；走向工作岗位后，他更加孜孜以求，从中原到南国，搏出了属于自己的一片天地，成长为业界的翘楚，成为同学中的佼佼者。这本《杜仲上山记》，可见他对浩瀚庞大的资料驾驭自如，更需要很高的悟性，也是他学识的结晶，是他用心所著，值得一读。

　　是为序。

许启泰教授

国家槟榔加工技术研发专业中心首席科学家

国家药典委员会（中药）特聘专家

海南省科学院生物科技研究院院长

河南大学原药学院院长

2020 年 11 月

序　二

　　我与礼宽先生相识多年。礼宽先生作为成功的企业家并写出《杜仲上山记》等诸多良作,恰在宝剑锋从磨砺出的情理之中。

　　磨难成就了礼宽。二十世纪九十年代,作为体制内的大学毕业生毅然辞去公职,足见其胆略与信心。接下来的打工及创业之路,礼宽先生经受了太多的挫折与艰辛,却反而成为他的一笔财富。一路走来,对员工培训不吝资源,进名校、拜名师,以文化涵养人,逐渐形成了"待礼之宽"的厚重企业文化。礼宽自己更以万里路与万卷书并重,国内外都留下其不断访学的足迹。我曾多次近距离感受礼宽先生的朋友圈与口碑,他失志不失意,得意不忘形,以致行稳致远,令人称道。

　　《杜仲上山记》是礼宽先生的又一文化产品,是其坚持学习思考创新的结果。这是一本难得的中国医药学简史,从远古时期伏羲演八卦、神农尝百草直至清末民初,各个历史年代脉络清晰,辑要评介医药经典,详略有序地展示先贤圣人,让人对华夏古文明充满自豪感。这又是一本充满哲学思想的读物,从儒道释到传统医药学各个流派,从易经阴阳学说到老子的无为而治，从扁鹊上医治未病到仲景六经辨证，等等，无疑是哲学营养大餐。该书也是阐释古代先贤著作的普及读物，从伯仲叔季序列说起，到对岐黄、杏林、炼丹等远古用词解析，再到对杜仲、黄精等近200味道地药材的辨别使用，直至先秦诗经唐诗宋词均有涉猎，变晦涩难懂为简单易记。礼宽先生，作为医学院校毕业生，将专业知识与中国历史文化巧妙融合，足见其功底厚实，实为日积月累学习不辍的结果。

这本书艺术性、趣味性、可读性均强，推荐给大家共飨。

憨振东

河南工程学院纪委书记

原开封市卫生局局长、河南大学特聘硕导

2020 年 11 月

辞别红娘上常山　历险天门见灵仙

-
-
-

　　天麻麻亮，杜仲告别了红娘子，沿着神曲小路去常山拜访威灵仙。为了御寒防风，他上身穿山甲，下身着蝉衣，脚上穿一双地骨皮鞋，手持虎杖，身背柴胡，一路艰辛上山。不料半路上碰到了草蔻、肉蔻拦路抢劫，杜仲壮着熊胆与二贼搏斗，刹那间，被二贼所伤，眼看有生命危险。危急时刻，使君子有求必应，出仙人掌打败草蔻，用代赭石砸伤肉蔻，立下十大功劳。杜仲万分感谢，拿出鸡内金、金钱草相送，告别恩人继续上山。

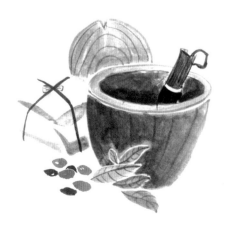

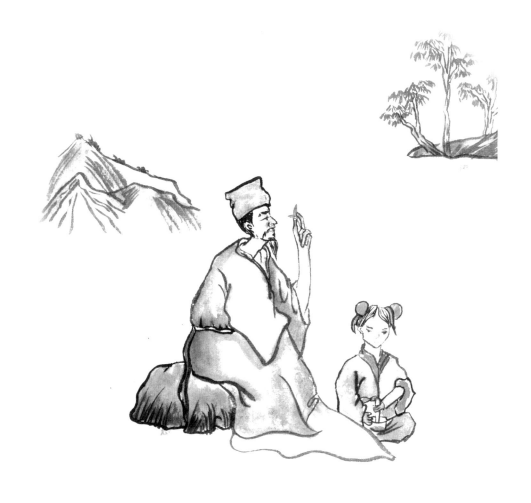

　　杜仲在半山坡遇到黄连、黄芩兄妹二人正在采药，有野菊花、金银花、玫瑰花、夏枯草、龙胆草、含羞草，有五味子、车前子、菟丝子，还有桔梗、葛根、白毛根……三人相聚吃了点肉桂、人参，然后一路上山，经过了九层塔，赶走了白花蛇，终于到达天门冬。杜仲抬头一看，见一白头翁，原来他正是威灵仙人。

拜见仙翁道缘由　仙翁秘传有要求

·

·

·

　　杜仲见到了威灵仙,急忙说道:"在下有急事相求,当今天下瘟疫横行,很多人死于非命,请问仙人有何药可解?"仙人微微一笑说道:"瘟疫邪贼,并不可怕,只需要几味道地药材即可救命。"杜仲连忙俯身下跪叩拜后,请仙人赐教。仙人道:"好土生好苗,产地不同,

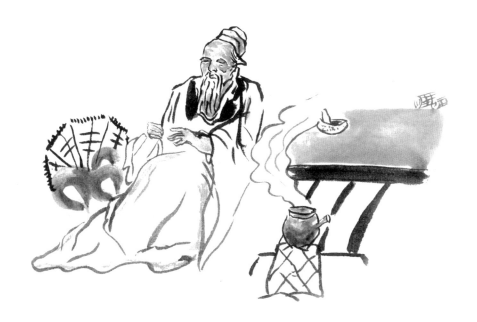

药材功效有很大差别。即使你开对了处方,如果没有用对道地药材,还是不能治好病。真正的道地药材,如河南的四大怀药:怀山药、怀地黄、怀牛膝、怀菊花,它们生长在豫北地区的药材质量最好;四川的黄连、川芎、川贝,四川江油的附子、乌头;内蒙古的黄芪、甘草;甘肃的当归,宁夏的枸杞,青海的大黄,山东的阿胶,东北的人参、细辛、五味子,山西的党参,广东的藿香、砂仁、陈皮,化州橘红,广西的肉桂、蛤蚧、罗汉果,河北的知母,福建的泽泻,浙江的贝母、白术、杭菊,云南的三七等,用这些道地药材其中的几味药合理搭配,就可以预防治疗疫毒,保众生平安。"杜仲听罢喜出望外,恳请仙人明示是哪几味药材呢?仙人说:"秘方不外传,但见你忠厚朴实,又是为了众生着想,我今天可以破例把秘方传给你,但有个要求。我出几个中药材谜语,你全部猜对了谜底,我才送你秘方。"杜仲说:"仙人请讲。"

仙人道:"胸中荷花,西湖秋英。晴空夜明,初入其境。长生不老,永远康宁。老娘获利,警惕家人。五除三十,假满期临。胸有大略,军师难混。接骨医生,老实忠诚。无能缺技,药店关门。"

杜仲听罢有些茫然,心中郁闷,他对仙人说:"请你给我三天时间,我一定要解开全部谜底。"

红娘忆昔愈添愁　杜仲上山生死攸

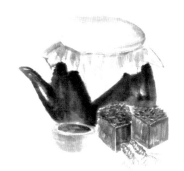

-
-
-

　　杜仲在山上一待就是三天三夜,这下可急坏了夫人红娘子。

　　话说红娘子,她的爷爷红参,父亲红景天,祖祖辈辈都是名医悬壶济世。她的母亲丁香一心想生个儿子,结果生了个女儿当男孩养,小时候跟着父亲学习《黄帝内经》《神农本草经》《伤寒论》,跟着母亲学古筝。红娘子喜欢看武打剧《神雕侠侣》《地龙百部》。她天性好动,喜欢大海沙滩,经常领着桃仁、杏仁、柏子仁去胖大海游泳。红娘子到了18岁,如灵芝、雪莲花一样漂亮,头上扎着金银花和玫瑰花,秀发乌顺,一双丹凤龙眼闪动着决明子,面色白皙透着橘红,身上散发着迷迭香。求婚的男人络绎不绝,有徐长卿、吴茱萸,有马钱子还有白芥子,可红娘子偏偏喜欢杜仲。

　　结婚当天,杜仲采了很多鲜花,有玫瑰花、茉莉花、辛夷花、密蒙花,有桂花、桃花,还有七叶一枝花。丁香请来藿香、桂枝为红娘子细心打扮:上穿陈皮红棉袄,下穿紫苏薤白裤,脚上穿一双牡丹皮鞋。穿戴完毕,母亲端来一碗乌梅酸枣仁汤,告诉红娘子喝完这碗汤,婚姻酸甜美满,百年百合。

　　参加婚礼的人很多,有黄柏、黄连、黄芩三兄妹,有白术、白芷、白果、白头翁,有山楂、山药、山慈姑,还有秦皮、大黄、三七、五味子……

　　婚礼现场鞭炮齐鸣,锣鼓喧天。突然,家门外来了一队人马,原来是皇上派蜈蚣公送来人参、郁金贺喜。

　　这场婚礼红娘子记忆犹新,刻骨铭心,永世难忘。

　　可现在杜仲三天三夜未归,生死未卜。红娘子含泪写下一封书信,交给刘寄奴,让他上山寻找杜仲。

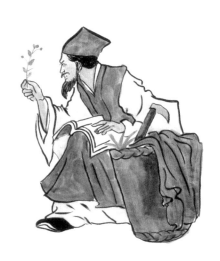

巨蟒挡道途受阻　寄奴射箭蟒蛇溜

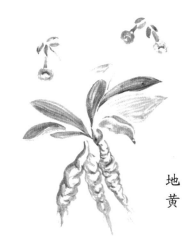

地黄

　　刘寄奴受红娘子之托，怀揣着书信，手拿着马鞭草，身后跟着一个金毛狗脊，急匆匆上山寻找杜仲。

　　刘寄奴何许人也？南朝宋武帝刘裕的小名叫刘寄奴。在他未称帝之前，他是军队中的一员大将。有一次队伍在途中受阻，前方说有一条蟒蛇挡道无法前进。刘寄奴想起当年先祖刘邦曾在芒砀山斩白蛇，后来横扫天下，当上了大汉王朝的开国皇帝。于是，刘寄奴勇气倍增，独自一人来到巨蛇前，但见它数丈高，口吐红舌，十分可怕，刘寄奴想今天不是它死就是我亡，他立即瞄准巨蛇的七寸狠狠射了一箭。巨蛇疼痛难忍，带着利箭逃跑得无影无踪。

　　刘寄奴打跑了巨蛇十分高兴，但心中仍然放心不下。巨蛇是否已死？会不会再来报复？他带着将士们继续前行，走进一片树林里，听见两个人说话的声音。刘寄奴细心寻找，发现林子里有一个人在捣药，另一个人在问："我们大王是让谁射伤的？"一个人回答："是刘寄奴。"躲在一旁的刘寄奴大吃一惊！一个又问："咱们大王法力高强，为何不把刘寄奴给吃了呢？"另一个人说："大王说了，刘寄奴将来要坐龙椅当皇上，不可害他。"一个人问："大王的伤能治好吗？"那人回答："能，我们现在捣的药就是给大王治伤的。"刘寄奴听了有点后悔，不该射伤巨蛇。正想离去，但他转念一想这种药真的要能治疗金疮刀伤，自己的将士也急需这种药。于是，他跳了出来大声说道："我就是刘寄奴！"吓得那两个人立刻逃跑了。刘寄奴取走药草，回去后让将士们寻找这种药草，治愈了很多士兵的跌打损伤、刀伤金疮。

从此，这种草药就被称为刘寄奴，刘寄奴称帝后没有让百姓避讳他的名字，一直流传了上千年。刘寄奴退位后，隐住在深山，跟红娘子的父亲红景天学习岐黄之术，对这一带的地形山路非常熟悉。

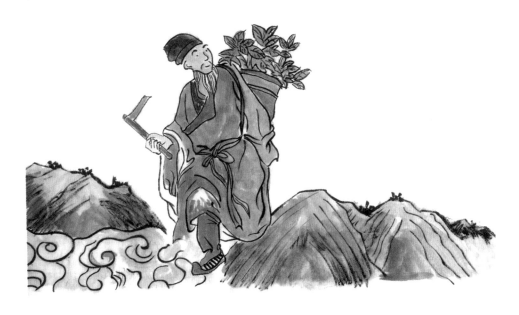

刘寄奴惊坠山崖　董奉医杏林疗伤

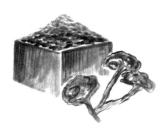

　　刘寄奴仅仅用了三个时辰就爬到了山的顶峰——九层塔，抬头看见了天门冬。他喜出望外，正准备大步前进，突然发现两条毒蛇就在他的脚下，一条眼镜蛇，一条白花蛇，吓得他惊出一身冷汗。刘寄奴十分紧张，双脚不由自主地往后退，慌忙中一脚踩空，掉下了山崖。

　　等他醒来时，发现自己躺在床上，有个人正在给他疗伤。刘寄奴下意识地活动了一下身体，全身酸痛，不过还可以动弹，心中窃喜。"请问恩人尊姓大名？我为什么躺在这里？"那人说道："我是董奉，是这里的郎中。今天出门采药，发现你在我后院的杏子树上遍体鳞伤地躺着，就把你背回家中治疗。

　　名医董奉，医术高明，医德高尚，他为人治病既不要钱也不收礼，只要求治愈者在他的门前屋后种下杏子树作为纪念，轻症者种一棵，重症者种五棵。几年下来，他的住处杏树蔚然成林，红杏累累。当处方需要杏果时，病人不用付款，只要拿一斗谷子换一斗杏果即可。这样一来,用杏果换来的谷子堆积满仓。遇到灾年,董奉用这些谷子救济百姓贫民。当地的老百姓为了感谢他,送他的匾额上有的写着"誉满杏林",有的写着"杏林春暖"等赞语。

董奉也问了刘寄奴从后山上掉下来的前因后果,告诉他:"你的伤势并不严重,没有伤筋动骨,但你可能是急火攻心,身上起了好多红疹子,让你奇痒难受,我用一种特效药材三日内帮你医好。"

当年用的这种药材,到了清代还发生了一个传奇故事呢……

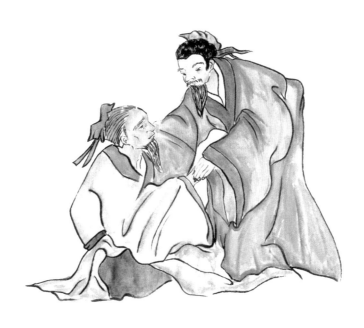

康熙药浴用大黄　皇上赐名同仁堂

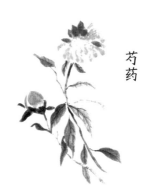

芍药

-
-
-

　　有一年，康熙皇帝身上长满了红疹子，十分难受，很不自在。宫中御医很多，却没有一个治疗良方。康熙喝了一个多月的苦药，还是没有见效。盛怒之下，康熙停用了所有御医开的药，他决定微服私访，去民间寻找良药。

　　一天夜晚，康熙路过一家小药店，房里亮着灯，有人在灯下看书。康熙为了寻医问药就敲门而入，那位读书人听了康熙的自述后，便为他号脉，然后告诉他："不用着急，你出的疹子不是什么大病，大概是你平时吃了很多山珍海味，又服用了不少人参，火气太重，所以起了红疹子。你只要用上我的药，很快就会好的。"说完读书人去药房拿了七八斤的药材，告诉他："不是让你吃的，你把药拿回家里，加100斤水煮成汤倒在浴缸里，调好水温洗浴，少则三次，多则五次就可以痊愈了。"

　　康熙有点半信半疑，那读书人以为他嫌贵，立即解释说："你要是使用了我的药之后不见效，我分文不取。"康熙把药材拿回宫中煮汤洗浴，三天后身上的红疹子果然退了，皮肤也不痒了。康熙十分高兴，再次微服私访小药店，问读书人："你有没有兴趣去做官？"读书人说："听说当官的人不容易呀，首先必须能喝酒，半斤以下酒量的人，水平再高，也只能当个小官，酒量在一斤以上才能有机会升迁。还听说当官的人要学会讲大话、讲假话、讲空话不红脸，不知真假？我这个人不适合做官，一心想开一家大点的药店，就是缺钱。"

康熙听了，让人取来银两给读书人，并亲自给读书人的新药房取了个名字——同仁堂。这个读书人叫乐显扬，他就是清代同仁堂的创始人。

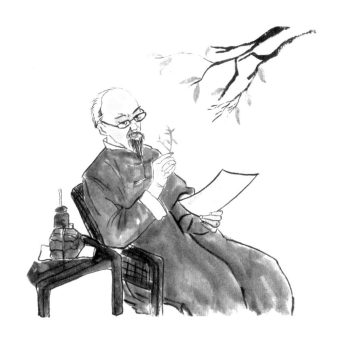

惊艳红果返童真　百岁老人如妙龄

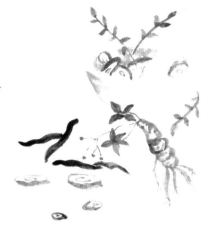

●

●

●

　　康熙泡浴所用的药材因它的根和茎都是黄色的，故名大黄。大黄入药已经有三千年之久了。古今名医善用大黄的以汉代医圣张仲景为最，他以大黄为主药的名方，多达三十六个，神医华佗常用的六十二个方子里，用大黄的占了十五个，药王孙思邈更是将大黄作为预防富贵病的良药，并首创大黄外洗泡浴方。

　　古书记载本草有四大金刚：人参、熟地、附子和大黄，其中大黄有"药中张飞"之称，大黄有"良将"之誉，故大黄又名"将军"，四川大黄享有"川军"美名。

　　刘寄奴经过三天治疗，他的伤已经差不多痊愈，准备再次上山寻找杜仲。根据董奉指出的一条近路，他一个时辰就爬到了半山腰。

　　他抬头一看，前方不远处传来打骂声。一个看上去十八九岁的女子，打一位八十多岁的老人，边打边骂。刘寄奴非常生气，大声喝道："住手！你这女子年纪轻轻为何要打一位老人啊？"那女子回头看了刘寄奴一眼说："他从小就不听话，我给他良药让他吃，他不肯服食还偷偷倒掉，到如今我让他跟着我上山采药，他慢慢磨蹭不想走，我不打他打谁？打我的孙子你管得着吗？"

　　刘寄奴听了十分惊讶，说道："请问这位姑娘，你今年高寿？""老娘今年139岁了。"刘寄奴听了目瞪口呆，"请问姑奶奶，你返老还童是因为吃了千年灵芝还是仙鹤草？"那女子说道："我吃的不是什么仙药，这种药很普通很便宜，但它有五个名字：春天采它的叶子，名天精草；夏天采它的花，名长生草；秋天采它的种子，名红耳坠；冬天采它的根，名仙人杖；它的根皮，名地骨皮。红果采回家后阴干，用高粱酒浸泡一夜，晒露七七四十九天，炼蜜丸如弹子大小，每天早晚各服一丸，久服可延年益寿，青春不老。"

　　刘寄奴听了忙问："姑奶奶，您能不能告诉我这种药材的名字？"那女子说道："这种药材的名字还有一个美丽的传说呢……"

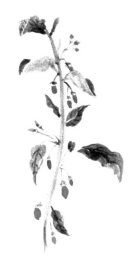

狗娃杞姑结良缘　发现红果能延年

- •
- •
- •

　　相传很久以前,西北一带有一户人家靠打猎为生。夫妻俩到了50岁才生了一个儿子,为了孩子平安,取了一个贱名:狗娃。狗娃成年后非常优秀,成了远近闻名的好猎手。

　　有一天狗娃从山上打猎回来,路过杞员外家门口,看见杞员外的女儿杞姑在院内绣花。杞姑也看见了狗娃,知道他是个优秀青年好猎手,两个人一见钟情。杞员外知道了坚决不答应,他想把女儿许配给县太爷的儿子。杞姑死活不同意,以死抗争。杞员外无奈只好勉强同意了。婚后夫妻二人恩恩爱爱,相敬如宾。然而好景不长,县太爷派人抓走狗娃去当兵,县太爷的儿子准备带人来抢杞姑。杞姑得知消息后,连夜逃到山里,在山洞内躲了一夜。

　　天亮了,杞姑在山洞前看见有几颗矮小的树木,树上结满了小红果。杞姑尝了尝甜甜的,又解渴又解饿。到了天黑,杞姑偷偷回家把两位老人接到山上。他们建了一个石头屋,白天老汉去打猎,杞姑和婆婆捡些野果子,一日三餐都吃树上的小红果加一些野菜和野味。狗娃的父亲十天半月回村里打听一下狗娃的消息，一直没有下落。

一转眼八年过去了，狗娃的父亲再次回到村里，看见一个破衣烂衫、胡子拉碴的人坐在他家门口，上前一看竟然是狗娃，二人抱头大哭。狗娃发现父亲比之前还年轻了，腿脚灵活多了。父亲告诉他："多亏了你那贤惠媳妇杞姑，是她把我和你妈接到山上，避开了县太爷儿子的骚扰。"得知杞姑没有被抢走，狗娃马上来了精神，一口气跑到山上见到了杞姑，一下子惊呆了，杞姑比八年前还要年轻漂亮，母亲也神采奕奕，腰痛的老毛病早好了。

杞姑告诉狗娃，都是这些小红果的功劳，他们每天都吃小红果，但不知道它的名字。夫妻团圆后，他们带了一袋子小红果拿回娘家，杞员外夫妻俩不敢相信自己的眼睛，女儿比出嫁前还要年轻漂亮，杞姑告诉父母，这都是这小红果的功劳。

村里的人知道后争相采食，因小红果是杞姑发现的，杞姑又是狗娃的妻子，人们就把这种树叫"狗杞树"，把树上的小红果叫"狗杞果"，后来易名叫"枸杞子"。

毒蛇咬伤刘寄奴　大难不死遇仙翁

-
-
-

　　刘寄奴听完枸杞子的故事，告别了姑奶奶，独自一人马不停蹄继续上山。为了尽快找到杜仲，他决定抄近路走小道，大约半个时辰就爬到了山峰九层塔。刘寄奴内心十分高兴，马上就可以见到杜仲老弟了，他不由自主地加快了步伐。匆忙中他一脚踩到了一条毒蛇的尾巴上，那毒蛇毫不客气地在他小腿肚上咬了一口。刘寄奴一看是一条七步蛇，心想这下完了，七步之内自己必死无疑。但刘寄奴毕竟是见过世面的人，他今天要想活命，首先必须要打死这条毒蛇，喝毒蛇的血可以解毒，这叫原汤化原食，原物解原毒。比如：你饺子吃多了肚子撑得难受，只要喝一碗饺子汤就舒服了；被疯狗咬伤了，只要把那条狗打死，吃狗肉喝狗肉汤可能就没事了。

　　想到这里，刘寄奴使出全身的力气用双手死死卡住七步蛇的头部，用牙齿狠狠撕咬毒蛇的脖子，直到弄死了这条毒蛇。然后，他用嘴巴用力吸出小腿肚伤口的蛇毒，再把毒蛇的血液糊在伤口上。当他吐出满口的鲜血后，只觉得自己的口舌嘴唇开始麻木，四肢无力。

他知道这是毒性发作了，可能自己要死了。神志朦胧中，他想起了曹植的七步诗：煮豆燃豆萁，豆在釜中泣，本是同根生，相煎何太急？你七步蛇是药物，我刘寄奴也是药物，你我本属天地同根，为什么要置我于死地？随后他便昏了过去。

待他醒来时，一眼就看见了白头翁，是白头翁出门碰到了躺在地上的刘寄奴，把他救了回来。刘寄奴忙问："请问仙翁，我是来找杜仲的，他在吗？"白头翁回答："杜仲三天前已经下山了。"仙翁告诉刘寄奴："你虽然大难不死，但中毒很深，还需要在我这里调养很长一段时间才能康复。"

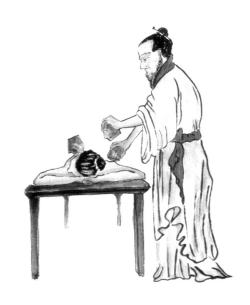

杜仲一去无音信　娘子思君患疾病

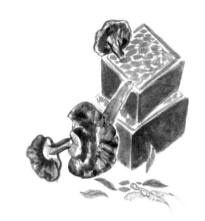

●
●
●

　　话说红娘子这些天在家里十分煎熬。杜仲上山十日未归，刘寄奴已七日杳无音信。

　　红娘子彻夜难眠，她想起了李清照的《声声慢》：寻寻觅觅，冷冷清清，凄凄惨惨戚戚……守着窗儿，独自怎生得黑！梧桐更兼细雨，到黄昏，点点滴滴，这次第，怎一个愁字了得。这真是：十天生死两茫茫，不思量，自难忘，常山孤独，无处话凄凉……

　　红娘子虽然内心很苦，但她毕竟是一位有教养的贤淑女子，她知道再苦不能苦孩子，她除了让孩子们每天读《三字经》《大学》《汤头歌诀》《药性赋》《十八反》《十九畏》之外，还希望通过读诗培养孩子们的爱国和勇敢精神。她让三个男孩子读王昌龄的诗：秦时明月汉时关，万里长征人未还，但使龙城飞将在，不教胡马度阴山。她也不忘让女儿阅读王维的诗：红豆生南国，春来发几枝，愿君多采撷，此物最相思。红娘子还让女儿学习叶天士的本草诗：春风和煦满常山，芍药天麻及牡丹，远志去寻使君子，当归何必问泽兰？通过读诗来陶冶女儿的情操,同时也寄托了红娘子对丈夫的深深思念。

虽然红娘子朝思暮想杜仲,但她并没有消沉下去。她每天挑灯夜战读医书《伤寒论》《金匮要略》,深夜难以入眠,常常梦中惊醒,泪流满面到天明。那正是:夜来幽梦忽还乡,小轩窗,正梳妆。相顾无言,惟有泪千行,料得念念肠断处,明月夜,把君想。

红娘子由于思君心切,脾胃失调,加上她整日以泪洗面,身体越来越差,常常腹泻不止。除小便不利、尿血外,她的视力也开始明显下降,视物模糊不清,她得了严重的眼疾。

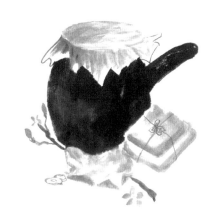

医生只要会辨证　一味中药能治病

· · ·

红娘子给自己开了些药物,吃了三天未见好转,病情越来越重。常言道:医生看不好自己的病,红娘子只好请父亲给自己看病。

父亲红景天通过望闻问切六经辨证后,告诉红娘子:"你是思虑过度,脾胃虚弱,正气不足,外邪侵入,导致腹泻下痢,小便不利。又因你常常吃不下饭菜,养分严重缺失,阳气不足,气血双亏,导致肝虚血虚。《黄帝内经》讲:肝开窍于目,你肝血不足无法正常供应给眼睛养分,导致眼睛干涩,视物不清。"

红景天从药柜里拿出一味药打成粉,让她一日三次,一次三钱服用。红娘子服用第一天就止住了腹泻,服用第二天就停止了尿血,服用三天后,不仅泻痢痊愈,她的视力也开始渐渐恢复,眼睛不再干涩疼痛了,看东西也越来越清楚了。人们常说:姜还是老的辣啊!不得不服,红娘子打心眼里佩服自己父亲医术高明。她问父亲:"这味神奇的药粉是什么药呢?"红景天告诉她:"这味药在唐代叫牛溲。"

唐代文学家、大诗人韩愈说过,牛溲、马勃虽是常见的两种不值钱的植物小草，遇到高明的医生知晓它们各自的独特疗效，常常一味药能治大病。牛溲在三千多年前的名字叫苤苢（fú yǐ），当时的人们采摘它的嫩叶当菜吃。有诗为证：

《诗经·周南·苤苢》

采采苤苢，薄言采之。

采采苤苢，薄言有之。

采采苤苢，薄言掇之。

采采苤苢，薄言捋之。

采采苤苢，薄言袺之。

采采苤苢，薄言襭之。

译文：

采呀采呀采苤苢，采呀采呀采起来。

采呀采呀采苤苢，采呀采呀采得来。

采呀采呀采苤苢，一片一片摘下来。

采呀采呀采苤苢，一把一把捋下来。

采呀采呀采苤苢，提起衣襟兜起来。

采呀采呀采苤苢，掖起衣襟兜回来。

红娘子很想知道那牛溲（苤苢）这种植物现在药店里叫什么名字，红景天说这种小草的名字还与一名将军有关，故事是这样的……

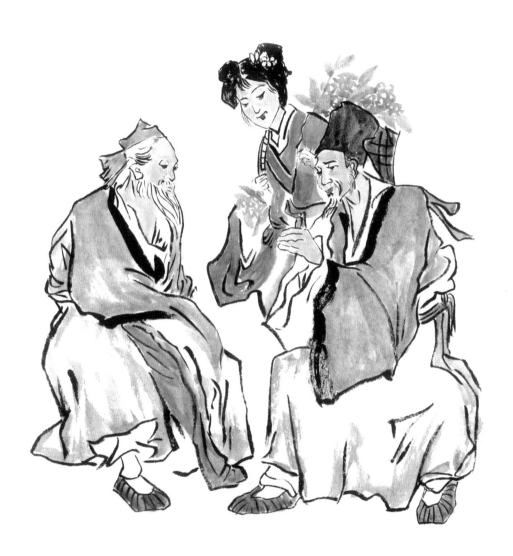

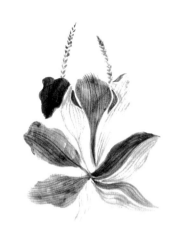

战马尿血患重症　车前小草成救星

- ·
- ·
- ·

　　东汉开国皇帝刘秀手下有一名得力干将叫马武,受封为振威将军。马武在一次战斗中,被敌军围困在一处荒野,几天之后人疲马乏,弹尽粮绝。更让马武将军焦虑不安的是,大批战马开始尿血,再这样下去只有人马俱亡了。他走近战马,一匹匹地检查,眉头越锁越紧。

　　这时,一位老马夫向他走来,报告说前几天他的马也尿血,但昨天这匹马吃了一种不知名的草就不再尿血了。马武将军听完就让马夫带他去看那匹马,然后又问那匹马吃的是哪一种草?马夫带着马武将军找到了那匹马吃草的地方。马武将军弯腰摘草仔细观察了一番,便下令拔草,带草回去喂马。果然,马吃了这种草不再尿血了。待人马恢复了元气,马武将军带领将士们冲出了重围。

　　这种草叫什么名字呢?马武将军想到平时行军途中,曾见过车前马后有这种小草,于是就给它取名叫车前草。

　　车前草也称当道、荣苡、牛遗等,车前草的种子叫车前子,在《神农本草经》中被列为上品,车前子的功效:清热利尿,清肝明目,化痰止咳。古代由于照明条件不佳，读书人常在夜间伏案学习，所以眼疾成了他们很苦恼的事。宋代大文豪欧阳修有一年得了眼疾，好些名医上门，所开处方皆不奏效。欧阳修的夫人十分着急，便听街坊所言一种很便宜的药可治她丈夫的病，就让仆人买回那种药。夫人怕欧阳修不相信，谎称是名医开的药方。欧阳修服用了三天，他的眼疾明显好转。欧阳修问夫人是什么药效果如此有效，夫人方才说出了实情。事后他们去卖药的地方一打听，这种药很便宜，几文钱一两，药名叫车前子。

红景天告诉红娘子："真正医术高明的人，处方用药很少就能对症治疗。东汉医圣张仲景，外科始祖华佗，尤其是春秋战国时期的神医扁鹊，他们用药常常只用一味药或三四味药就能治大病，药到病除。"

红娘子听得津津有味，心想：孩子们也都懂事了，应该让他们多了解一点古代圣贤和医学先祖们的故事，让孩子们从小就受到祖国传统文化的熏陶。于是，红娘子请求父亲给孩子们讲故事，红景天满口答应。

三皇五帝到如今　尧舜明君大圣人

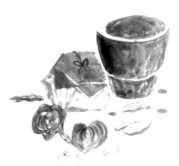

· · ·

  红景天告诉孩子们：我们中国人是华夏民族炎黄子孙，你们从小就要了解华夏的历史文化。首先要看《山海经》，这本书是民间传说，记载了盘古开天地、女娲造人、夸父追日、精卫填海、大禹治水等远古神话和寓言故事。要了解中国历史，就一定要知道三皇五帝。

  三皇是：天皇——燧人氏、地皇——伏羲氏、人皇——神农氏。燧人氏发明了钻木取火，人们从此吃上了烤肉熟食。伏羲氏根据黄河中的一匹白马背上的图案（河图）画出了八卦。当时是母系社会，女人说了算，伏羲氏的母亲是中国最早的部落华胥国的女王，中华的"华"及华夏的"华"就是从这里开始的。神农氏又称炎帝，神农尝百草，他发明了本草药物，还教会人们耕地种粮食吃，从此人们不再是靠打猎生存了。因此，炎帝不仅是中国中草药的始祖，也是中国农业的始祖，炎黄子孙的炎字就来源于此。此后，就到了五帝时代。

  五帝是：黄帝、颛顼、帝喾、尧、舜。黄帝也叫轩辕氏，他让大臣仓颉造字，从此人们有了文字交流和文字记事；他让大挠制定天干地支，从此中国有了年月日的计算，后人称之为黄帝历。黄帝的大臣还发明了音律、算术、舟车、造房屋等。黄帝的夫人叫嫘祖，是四川姑娘，她发明了养蚕及用蚕丝做衣服，从此女人们有了华丽的服饰。而中医药学的奠基之作《黄帝内经》，记录的就是黄帝与大臣岐伯等人之间的对话。从炎帝到黄帝，我们的祖先用他们的聪明才智给华夏民族带来了文明和辉煌，所以中国人也叫炎黄子孙。

　　五帝之一的尧帝也是一位圣人，他开创了帝王禅让之先河。他在位70年后，决定从民间选用贤良之才来接班。于是，尧帝微服私访。一天，他看见一个身材魁伟的青年正在聚精会神地耕地，犁前驾着一头黑牛和一头黄牛。奇怪的是这个青年从不用鞭子打牛，而是在犁辕上挂了一个簸箕，隔一会儿敲一下簸箕吆喝一声。尧问道："耕夫都是鞭打牛，你为何只敲簸箕不打牛呢？"这个年轻人名字叫舜，他拱手答道："牛为人耕田出力流汗很辛苦，再用鞭打，于心何忍！我打簸箕，黑牛以为我打黄牛，黄牛以为我打黑牛，两头牛都卖力拉犁了。"尧一听觉得年轻人有智慧，又有善心，对牛尚且如此，对老百姓就更有爱心了。尧决定再考察考察舜……

后妈心狠舜不纠　大禹治水分九州

-
-
-

　　为了严格考察未来的接班人，尧帝又走访了方圆几百里，老百姓都夸舜是个大孝子。舜的父亲双目失明，娶了继母，继母想害死舜。她让舜修谷仓的房顶，等舜刚刚爬到房顶，她就立即把梯子搬走，并从谷仓下纵火，舜手持两个斗笠跳下逃脱了。又有一次，继母让舜掘井时，下土埋井，想把舜埋在井底，没想到井下有另一个出口让舜逃脱了。事后舜一点都不记恨，一样对二位老人恭敬孝顺。

　　尧觉得舜的确是个贤良之才，便决定再试一试舜。尧先把大女儿娥皇嫁给舜，娥皇结婚三年后，尧又把小女儿女英嫁给舜。娥皇和女英嫁给舜十年了，都没有生过气吵过架，婚后三人相敬如宾，家庭幸福美满。尧非常满意，他知道一个能处理好家庭夫妻关系和子女关系的人，才能处理好上下级关系和各种复杂的社会关系，舜将来一定会成为一代明君。于是，尧便让位于舜。

　　舜接任尧之后，天下发生滔天洪水，舜让大禹去治理洪水。大禹为了治理好洪水，长年累月在外与民众一起奋战在第一线，曾三过家门而不入，历经千辛万苦，终于完成了治水大业。

由于大禹治水有功，其显赫功德和高尚人格得到了舜帝的认可，舜把帝位让给了禹。

三皇五帝之后就是夏、商、周三个朝代。禹是夏朝的第一个君王，后人称他为夏禹。夏禹治水期间，在洛阳洛水河看见一只大乌龟背上有奇怪的图案（后称洛书），根据龟背上图案的启示，夏禹将天下划分为九个区域，即九州：冀州、兖州、青州、徐州、扬州、荆州、豫州、梁州、雍州。 后人把九州称为神州。伏羲氏发现的河图及大禹发现的洛书成为中国文化的重要图腾。图书馆的图书二字就来源于河图洛书。夏禹在位十年后生病去世。禹的儿子启继承了王位，从此开启了中国第一个世袭王朝的先例。

夏朝一共470年，最后一个君王叫夏桀，他是历史上有名的暴君，后败于鸣条之战，被逐放而饿死，夏亡。

夏朝的疆土面积是最大的，华夏的夏就是指夏朝广阔的疆域。华夏族也叫中华民族，是因为古人认为华夏族在天下的中心，是世界的中心。夏都就建立在河南偃师的二里头。

夏朝还制定出了夏历，一直沿用至今。夏亡后，一部分战败的将士不愿意给商朝做奴隶，逃到了蒙古一带，后成为匈奴人。

夏桀在位时，有一位非常著名的人物叫伊尹，他是中国厨师第一人，被称为厨师的祖师爷。他的煲汤水平天下第一，因此也成为中草药汤剂的鼻祖。他常常用烹饪饭菜的道理来告诫夏桀：治大国如烹小鲜。国家的政策要稳定，不能朝令夕改，不能随意乱折腾。他让夏桀体谅老百姓的疾苦，以德治理天下。夏桀听不进去，伊尹只好离去。伊尹后来做了商朝的第一位宰相。

商汤王亥筑华商　　殷商都城在安阳

-
-
-

　　商朝是奴隶制社会，商朝的第一位君王叫商汤，是商丘人。他在丞相伊尹的辅助下以宽治民，老百姓可以用自己家里的粮食和别人交换物品来发展贸易，因此社会财富增长很快。尤其是商国的第七任君王——王亥，他本人带头用牛车拉着粮食和货物到其他小国去贩卖交易，推动了农牧业的快速发展。由于经济的不断发展，商国越来越强大。王亥开创了中国商业贸易的先河，后来人们就把从事贸易活动的人称为商人，把用于交换的物品称为商品，把商人从事的职业叫商业。王亥也因此成为华商始祖。

　　商朝一共554年。由于黄河经常发大水，商朝的国都迁移了七次，最后迁到了殷（今安阳），所以也叫殷商。商朝的最后一位君王是殷纣王，他是历史上荒淫无度、臭名昭著的暴君。他的亲叔叔比干极力劝谏，然而忠言逆耳，他对比干说："听人说你的心脏有七个孔，我想看看是不是真的。"于是，他让手下把叔叔比干的胸膛打开，挖出比干的心脏细细观察。因纣王极其残暴，后被周文王的儿子周武

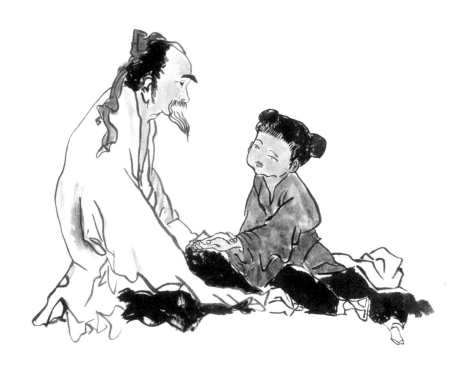

王带兵击败于牧野（今新乡）。纣王逃回鹿台，穿上他的宝玉衣，点了一把火自焚身亡，商朝亡。

商朝的奴隶制非常残忍，常常把打败的敌方士兵的左眼刺瞎，脖子上套上枷板，双手用绳子捆绑，把奴隶当劳动力运到外地贩卖。途中奴隶大小便需要解开绳子，久而久之，解开手上的绳子就代表大小便，后来"解手"就成了上厕所的代名词而沿用了几千年。

商朝最大的贡献，一是创造了甲骨文；二是发明了青铜器、陶、玉等，皮革和编制品也达到了很高的水平；三是商朝在医学方面有它独特之处。商朝是一个很信鬼神的时代，商朝人相信人死了就会变成鬼神，鬼神有能力观测到一般活人不能觉察到的信息，所以商朝人无论大小事情，都要在神坛前占卜。为人们在鬼神世界中架起沟通桥梁的，就是被称为"巫祝"或"巫觋（xí）"的巫师，"祝"是祭司，也指代念诵咒语或祈祷文的动作。称女巫师为"巫"，称男巫师为"觋"。这些巫师可是商朝的贵族阶层，他们拥有知识话语权，其中一部分巫师还掌握了一定的医药学知识和治疗技能，兼有医师身份的"巫医"既能交通鬼神，又兼通医药治疗技术。他们给人治病时，经常混合使用医药和巫术。从某种意义上说，巫术也是一种精神疗法。从甲骨文记载中可以看到，很多商朝人治病时，都会占卜祈祷祖先与鬼神，卜问疾病的原因和预后，以及祈求疾病和伤痛的痊愈。

所以医师的医，有一种古体字的写法，就是"毉"，说明中医发展过程中一个"医巫同宗"的时代特征。直到今天，在乡村，仍有极少数的人，拥有巫医治病的能力。不过巫医毕竟不是专职的医师，商朝另外设立"小疾臣"这个职位，负责医治疾病和从事医疗管理工作。

商朝的专业医生们，也在进行医学理论的开拓，如甲骨文中就有关于头、耳、眼、鼻、口、舌、骨、心、肠、胃等解剖名词的记录。商朝甲骨文中还记载了各种疾病，涵盖了今天的内、外、脑、眼、耳、鼻、喉、牙、泌尿、产妇、小儿、传染诸科。还记录了药物、针刺、火灸、砭石、按摩等多种治病方法。商朝人不但发现了"龋齿",还研究了"心疾"——也就是脑神经系统的疾病。

商朝人不但会使用天然绿色植物药,也开始使用矿物药。商朝人精通酿酒技术,他们特制了一种叫"鬯(chàng)"的芳香型药酒,有一种配方的鬯,是用郁金草与黑黍(中国北方的黄米)混合酿成。有些高明的医生,还能较准确地推算预产期,以及胎儿的性别。商朝的专业医生还启发人们在日常生活中,养成扫地、洗手、洗面、洗头、洗脚等良好的卫生习惯。1972年,河北省石家庄市藁城区一座商朝古墓中,出土了一柄"砭镰",商朝医生用它来治疗急性淋巴炎、沙眼和丹毒等外科疾病。它可以说是世界上最早的手术刀,至今还可以使用。商朝专业医生精益求精的努力开拓,最终使医药学脱离了巫术的领域,独立为真正的医学。

文王纣牢作周易　太公钓鱼等文王

- ●
- ●
- ●

　　周朝是我国历史上第三个王朝,是封建制社会的开端。周朝分西周和东周,东周又分春秋和战国时期。周朝一共经历了800年,是历朝历代中最长寿的朝代。

　　周朝的第一位天子是周武王姬发。他是周文王的第三个儿子,是周公的三哥。武王能打败商纣王与他的父亲周文王和军师姜子牙的辅佐是分不开的。

　　先说说周文王姬昌。他在商纣王时期继承了父亲季历西伯侯的王位分管周国,他礼贤下士,宽厚待人。他废除了奴隶制,并实行了井田制:即每个家庭分九块地,中间的一块地种的粮食交公,其他八块地种的粮食全归自己,因此刺激了农业的快速发展和粮食的大丰收。他规定商人往来周国不收关税,有人犯罪了不连累妻子和家庭成员等制度深得民心。周国不断壮大,引起了商纣王的猜忌和不安,于是把文王关进了牢房。文王在牢里六年多的时间,悉心钻研伏羲氏的先天八卦,将其规范化、条理化。他把先天八卦交叉重叠演绎成八八六十四卦和384爻，并注有卦辞、爻辞，便于人们能看得懂。文王整理出古往今来前人的时空命运大数据，进行高度综合归纳，以简单的图像和数字来阐述天地间大自然的64种时空状态及人世间的384种社会动态和必然规律，写成了我国的第一部哲学大典《周易》。

经过周公、孔子整理注解后形成留传至今的《周易》一书，成为中国的圣经，是诸子百家之源，是五经之首。《周易》从政治、哲学、天文地理到占卜算命乃至人们的日常生活无所不包，得到了广泛的应用。《周易》中天人相应的整体观，对中医学影响至深。天地阴阳化生五行，五行化生八卦，八卦又有阴阳两极，无限繁衍分化，不断运动变化。天地平衡之道，反复循环，互相调和。《左传·昭公元年》中，记载了一位名叫"和"的秦国医师，用《易经》卦象来为晋国国君分析病情。古人认为《周易》的道理，通于医学的道理，所以中医也有一个医易同源的说法。唐朝医圣孙思邈说过，"不知易，不足以言太医"，"欲为大医，须妙解阴阳、禄命、相法、周易……"。医之理即《易》之理，医与《易》本是相通。真正高明的中医，不可不知《周易》之道。直到今天，以《周易》为指导的子午流注、灵龟八法、八卦象数信息疗法，为无数人解除了各种病痛。某些中医流派的基础理论、辨证论治、方药制剂、针灸气功等各个方面，都明显地受到易学的影响。

周文王为了早日走出牢房，整日装疯卖傻。纣王不信，为了试探文王，把文王的大儿子姬考残忍杀了煮肉汤，让文王吃儿子的肉喝儿子的汤，文王毫不犹豫地吃了。纣王认为他真的疯了，就把文王放了。

出狱后的周文王，为了解救受苦受难的黎民百姓，他招兵买马，访请能人。一天晚上他梦见飞熊入怀而惊醒，第二天就派人去找飞熊。听人说在渭水河边有一个70多岁的老头，天天在河边用直钩钓鱼，这个人叫姜子牙，号称"飞熊"。人们看见他用直钩钓鱼，问他怎么可以钓到鱼呢？他说："我姜太公钓鱼，是愿者上钩。"

周文王亲自坐车到渭水河边请姜子牙去做军师。姜子牙说："我去可以，你要答应我一个条件，我要坐你的车，你还要亲自给我拉车。"随行的文武官员吓了一跳，你姜子牙把我们大王当成骡子马啦？他们正想发脾气打人时，谁知道周文王立刻答应了。姜子牙坐在周文王的车子上，周文王用力拉着车一步一步地慢慢走，真是诚心诚意请能人啊！当时的文王已经是79岁高龄，比姜子牙还大7岁，他哪能拉得动啊。他用力拉了一气儿后，停下来歇一会儿，再拉一气儿，再停下来歇一会儿，一共拉了三气儿，歇了三次。文王满头大汗，衣服全湿透了，连气都喘不上来了，只好对姜子牙说："我实在拉不动了。"姜子牙慢慢睁开眼，下车问道："大王拉我走了多少步？"文王说："没有数。"姜子牙说："我数了，你一共拉我走了800步，歇息了三次，我姜子牙保大王的子孙后代坐800年的天下。"周文王一听："你快上车，我还接着拉吧。"

周公解梦制礼乐　国泰民安留青史

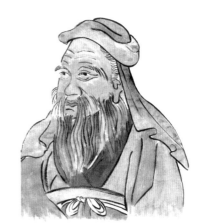

-
-
-

　　周朝最有影响力的人物,除了周文王、周武王和姜子牙外,还有一个能让孔子崇拜效仿一生的人就是周公。大家都知道周公解梦,可他不仅仅会解梦,也不仅仅是易经八卦的高手,还是一位名副其实的大政治家、军事家和管理国家的栋梁之材。武王打败纣王后没几年就病死了,他的儿子三岁继位,叫周成王。当时周成王啥都不懂,全靠周公辅佐。周公做了两件大事:一是制礼,二是作乐。

　　周公明白:打败纣王后,对有功之臣进行了封侯,如姜子牙被分封到齐国(今山东淄博)做国君,周公被分封到鲁国(今山东曲阜)做国君,类似的诸侯已有70多人。如果不制定一套好的制度来约束他们,一定会各自为政,天下大乱。所以,周公想到了制礼作乐(孔子一生的梦想就是要恢复周公的礼乐制)。

　　一是制礼。首先把周王确定为天子,是天下各诸侯国的共主,各诸侯就是臣属,这就有了君臣上下的规矩,诸侯与诸侯之间(诸侯管理的地域称为国)按照爵位不同又分为公爵、侯爵、伯爵、子爵、男爵五个爵位,不同的爵位,管理的疆土面积不同,如公爵管理的范围是方圆100里,侯爵是70里……这样五爵就有了高低之分。诸侯之下又设卿、大夫和士,士又分上士、中士和下士三个等级。这样整个国家形成了一套完整严格的君臣、上下、父子、兄弟、亲疏、尊卑、贵贱等礼仪制度。周公制定的这套礼仪制度被后代帝王延续了两千多年。

二是作乐。古代最大的两件事就是祭祀和打仗。周公要求祭祀和打仗都必须要有乐有舞,以显隆重。乃至于会盟饮宴、婚丧嫁娶都要有仪式,都要有乐有舞。周公要求民间乐曲的音调要积极阳光、明亮欢快,要求国人不能听靡靡之音。周公认为不健康的音乐和舞蹈,会让一个国家走向堕落和衰亡。周公通过制礼作乐把整个国家管理得井井有条、国泰民安。

周公特别重视人才,他本来是被分封到鲁国做国君,因武王死得早,成王太小,他必须留在成王身边管理国家大事,就派他的儿子伯禽到鲁国去做国君。临行前,伯禽问父亲还有什么嘱咐?周公说:"我是文王的儿子,武王的弟弟,成王的叔叔,你说我的地位怎么样?"伯禽说:"那地位当然很高了!"周公说:"是的,我的地位很高,但是我在洗头发的时候,遇到国家有急事,我马上就停止洗发,把头发握在手上立即处理事情,经常是洗一次头发停下来三次。每次吃饭的时候,只要是有人来求见我,我就立即停止吃饭去见那些求见我的人,经常是一碗饭要吃三次才能吃完。我这样做,还怕天下的英才不肯到我这里来吗？你到了鲁国不过是一个小国君，可不能目中无人骄傲自满啊！"

　　在周公制定的管理体制中，建立了我国最早的、相对完善的医药管理制度，正式设立了"医师"这个职务，"医师"是众医之长，"掌众医之政令，聚毒药以供药事"。从周朝开始，医术与巫术就完全分离，医生与巫师成了两种完全不同、互不相干的职业。《史记·扁鹊仓公列传第四十五》中，春秋时代名医扁鹊提出"六不治"的治疗禁忌。其中之一就是"信巫不信医者，不治"，明确地指出，相信巫术而不相信医术，疾病就不能治好。《黄帝内经·素问·五脏别论第十一》又说："拘于鬼神者，不可与言至德。"中国的医学，从这时起，迈入理性与科学探索的新境界。

一个女人旺三代　母仪天下有"三太"

-
-
-

　　周朝还有三位伟大的母亲不得不说，人称"周朝三太"：太姜、太妊、太姒。周朝三太是周朝三位开国先王的夫人，她们母仪天下，贤德无比，辅佐和教化了四位君王，不仅成就了周朝八百年的基业，还为华夏民族培养了三位大圣人，分别是周文王、周武王和周公。

　　先说说太姜，她是周文王的奶奶，季历的母亲。她智慧非凡，以身作则为儿子们培养了高尚的人格品质，她培养出了第一个君王季历（文王的父亲）西伯侯。

　　第二位是太妊，她是周文王的母亲。她品行端庄，德行高洁严谨，凡事符合礼仪道德的才会去做。太妊在怀文王时，非常注重胎教，她目不视恶色，耳不听淫声，口不出恶言。她认识到母亲所接触到的外界事物会影响到胎儿，如母亲接触到恶的事情，胎儿就会产生恶，母亲接触善的事情，胎儿会产生善。她每天给胎儿朗读诗歌，弹奏高雅的琴乐给胎儿听，所以文王一生下来就非常聪明。太妊是中国历史上有记载的胎教先驱。

第三位是太姒，她是周文王的夫人，是武王和周公的母亲，她培养了两个君王。太姒仁爱和顺，生活俭朴，贤德而深明大义。周文王在渭水之滨遇到太姒，两人一见钟情。文王决定迎娶太姒，但因渭水无桥，文王决定在渭水造舟为梁，舟舟相连成为浮桥。文王亲迎太姒场面盛大，体现了文王与太姒真挚的爱情。

婚后的太姒且夕勤劳，她非常仰慕祖母太姜和婆婆太妊的贤德，极尽妇道，她以妇礼妇道教化天下，被人们尊称为文母。太姒与文王共生了十个儿子，培养了两个君王圣人（三儿子武王和四儿子周公）。

太姜、太妊和太姒被后人称为"周朝三太"，她们三位母亲成就了四个君王季历、文王、武王和周公的圣德。因此，后人把有贤德的女性，能把子女培养成贤良之才的女性，尊称为"太太"。

周朝姬氏王族的三代太太，不但给我们中国医学领域开启了胎教的大门，她们在主持烹饪炊事中，擅长用六食、六饮等调配制作成许多美味的食品，称为"百馐"。"六食"是指稻、粱（又称"粟"，小米）、菽（豆类）、麦、黍（黄米）、稷（高粱）这六种谷物制作的食品；"六饮"是指水、浆（微酸的酒类饮料）、醴（甜酒）、凉（米麦蒸熟成饭，再加水和冰制成的冷饮）、医（用米粥混合酒酿成的饮料）、酏（用稻米或黄米熬成清粥，再酿造成低度的米酒或甜酒）。她们与周朝设置的"食医"一起，共同分享经验，研究出各类食品的最佳调制方法，比如在春季时调制六谷食物，夏季时用果蔬或鱼、肉类调和五

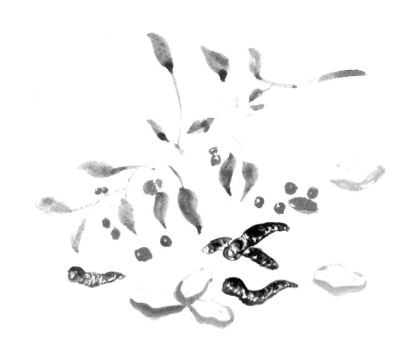

味,调制各类汁液鲜美的羹汤;秋季时用盐、醋等调料制作各种酱类食物;冬季时调制各种可口的饮料。太太带领王室女性和食医们,在一年四季中,都要根据阴阳四时变化以及五行生克等规律来调配食物,制作各种营养餐和食疗配方。太太们精湛的厨艺,缔造了中国丰富的食文化和食疗文化,总结出了一系列中医饮食保健方法和膳食疗法。

烽火戏侯西周王　诸子百家思想强

-
-
-

　　周朝分为西周和东周,东周又分春秋和战国两个时期。西周的京都在镐京(今西安),最后一位君王是周幽王,烽火戏诸侯是西周灭亡的导火索。

　　周幽王的妃子褒姒长得非常漂亮,但她不爱笑,幽王想出各种办法让她笑,她还是不笑。幽王设置烽火台和大鼓,有敌人来了就点燃烽火台并击鼓,各诸侯会马上援兵。有一次,幽王随意点燃烽火台后,各诸侯率兵赶来却发现没有敌人,褒姒看见诸侯们惊慌失措的样子哈哈大笑,幽王非常高兴,因此多次点燃烽火台以博美人一笑。后来诸侯们不再相信了,最后西夷的敌人真的攻打到京都时,幽王点燃烽火台召集诸侯援救,结果没有一个人来。敌人在骊山之下杀死了幽王,西周亡。

　　西周经历了285年。周平王把京都迁移到洛邑(今洛阳),称为东周。东周又分春秋和战国两个时期,其中春秋265年,战国250年,最后被秦国灭了。周朝三个时期一共经历了800年。传说当年周文王给姜子牙拉车的时候，歇息了三次，第一次走了285步，第二次走了265步，第三次走了250步后再也走不动了。

春秋战国时期是天高皇帝远，也没有人听周天子的了，各自为政，百家争鸣，出现了诸子百家。

诸子，指的是老子、孔子、庄子、墨子、孙子、孟子、晏子、鬼谷子、荀子、韩非子等一批学术思想的代表人物。百家，指的是法家、道家、儒家、墨家、名家、阴阳家、小说家、兵家、农家、纵横家、医家和杂家等。

诸子百家不同学派，众多学说丰富多彩，为中华文化奠定了宽广的基础，诸子百家的很多思想给后代留下了深刻的影响和启示。如道家的道法自然，天人合一，儒家的孝悌忠信、礼义廉耻，墨家的兼爱、尚贤，法家的以法治国、废私立公等思想影响深远。

法家代表人物有管子、商鞅、申不害、韩非子等；道家代表人物有老子、庄子等；儒家代表人物有孔子、孟子、荀子等；墨家代表人物有墨子、禽滑厘等。

东周时期，中医药学获得极大发展，秦国的宫廷医疗机构中设立了"太医令"这一官职，从此中国医学领域就多了"太医"这个名词。在这个大时代里，中国医师们展现出了家国天下的宏大情怀，说出了医道与世间政治之间的联系，《国语·晋语八·医和视平公疾》篇章中记载："文子曰：'医及国家乎？'对曰：'上医医国，其次疾人，固

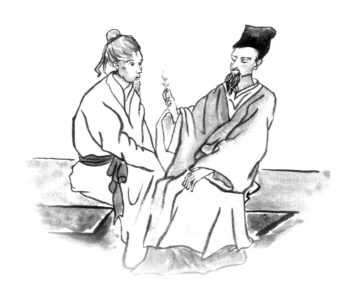

医官也。'"秦景公派了一位名叫"和"的太医官，去为晋平公诊治疾病。医和综合他对晋平公的病情和当时晋国的形势，判断出晋国未来会走向衰弱。晋国大臣赵文子问："当医生的能医治国家吗？"医和回答说："上等的医生能够治理国家，次一等的只会医治病人，这本来就是医生的能力。"这个时期，中国也产生了最古老的预防医学思想，《黄帝内经》中提出"上医治未病，中医治欲病，下医治已病"，意思是说，最上乘的医生能帮助人们及早发现疾病的征兆，把产生疾病的因素化解于无形，中等的医生在病情快要发作时，就把疾病瓦解在萌芽状态，下等的医生就只能是等病人显示出疾病了，才动手治疗。这说明医术最高明的医生不但擅长治病，更是能够帮助人们预防疾病的发生。可见，中医对疾病的态度是防重于治，上工治未病，防患于未然。

管鲍之交结千年　重用人才不计嫌

-
-
-

　　管仲,是中国古代著名的经济学家、哲学家、政治家和军事家。齐桓公时期,管仲任齐国的宰相。管仲在任期内,大兴改革,废私立公,以法治国,在好朋友鲍叔牙的协助下,使齐国迅速由乱转治,由弱变强,国富兵强,齐桓公也成为春秋时期的第一个霸主。

　　管鲍之交的故事流传了两千多年。齐襄公有两个弟弟,一个叫公子纠,一个叫公子小白。公子纠请管仲做谋士,公子小白请鲍叔牙做谋士。可好景不长,齐襄公怀疑两个弟弟要夺他的王位,就让人找机会杀他们兄弟俩。这两个公子听到风声后,公子纠带着管仲跑到鲁国姥姥家去了,公子小白带着鲍叔牙跑到莒国避难去了。后来暴君齐襄公被手下大臣杀了,齐国一片混乱。两个兄弟得到消息后,都觉得自己继承王位的机会来了,急忙打点行装,要回齐国争夺王位。

　　管仲提醒公子纠:"公子小白所在的莒国离齐国很近,如果他先到齐国你就没戏了,不如我先带人快速去拦截公子小白,让鲁国派人护送你回齐国。"公子纠说:"好主意。"

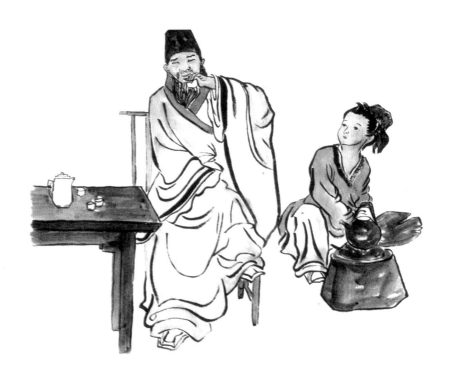

当管仲带人赶到莒国和齐国交界处时，正碰到鲍叔牙带人护送公子小白飞驰而来。管仲拦住了去路，鲍叔牙呵斥管仲不要拦截并带人继续火速前进。管仲见状，搭弓取箭朝着车上的公子小白用力射了一箭，公子小白大叫一声栽倒在车上。管仲见大功告成，便去找公子纠了。

没想到管仲这一箭刚好射在公子小白的胸带钩上，公子小白没有受伤，但他知道管仲的箭法很厉害，如果知道他没死一定会再来一箭的，于是他才大叫一声装死倒在车上。鲍叔牙见公子小白安然无事大喜,立刻带队抄小路第一个赶回齐国当上了君王,成为齐桓公。

齐桓公继位后,立刻请鲍叔牙当齐国的宰相,鲍叔牙竟然拒绝了,他对齐桓公说:"感谢大王看重我,但我的能力实在无法担当此重任,我给你推荐一个人——管仲,他才是最合适的宰相。"齐桓公说:"谁? 管仲? 这个人我恨不得杀了他,你还要我请他做宰相?"鲍叔牙说:"当时管仲要杀你是为了公子纠的缘故,他辅佐的是公子纠,当然希望公子纠能做齐国的国君,而你是公子纠的竞争对手,所以他只好想办法除掉你,并不是他个人对你有什么仇恨啊! 大王,你想不想我们齐国强大起来成为天下的霸主呢?"齐桓公说:"当然想啊。"鲍叔牙说:"那你一定要忘记过去不愉快的事情重用管仲,只有他才能帮助你实现这个愿望。"于是齐桓公接受了鲍叔牙的建议,以最隆重的礼仪请管仲来做宰相。果然,齐桓公在管仲的辅佐下将齐国很快治理成了富足强大的国家,他成为春秋时期的第一个霸主。

管仲还写了一部博大精深的《管子》,《管子》由上古道家理论,联系到人体生命学说,其中的"精气论"和"阴阳五行说",在中医养生医学方面提出了不少宝贵的观点。

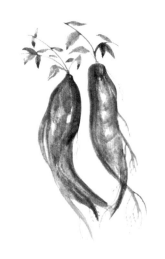

名医扁鹊秦越人　望而知之看病神

-
-
-

　　关于春秋战国时期诸子百家，如老子、孔子等古圣先贤的丰功伟绩，无论是在国内还是在全世界几乎是人人皆知，老子的《道德经》和孔子的《论语》已成为很多国家大学生的必修课。这里就不再一一啰嗦了。现在要说的是医家，自从盘古开天地，三皇五帝，夏、商、周三朝以来，第一次由文字记载的中国第一位神医——扁鹊。

　　在春秋战国时期有一位闻名天下的名医扁鹊，他的真名叫秦越人。他在邯郸时，一位贵夫人得了妇科病，久治不愈，扁鹊一治便好。此事很快传遍了整个邯郸城。当时邯郸有个赵简子（赵国的创始人）重病在床五日不醒，于是请扁鹊去看病，扁鹊通过针刺几个穴位，两天半就让赵简子苏醒了。他这种妙手回春的医术，被赵国人称赞如吉祥喜鹊一般，而尊称他为扁鹊。

　　有一次扁鹊路过虢（guó）国，听说虢国的太子死了，正准备后事。扁鹊问："死了多长时间？""大约三个时辰（6个小时）。"扁鹊用针刺太子的几个穴位后，又用灸烧其两肋，不一会儿太子就醒了，而且坐了起来，扁鹊再给太子服汤药，10天后太子康复。大家都觉得扁鹊太神了。扁鹊说，太子的病叫尸厥症（相当于休克），并非是真的死了。扁鹊不仅能把"死人"医活，他的望诊和切诊水平也非常了得。

有一次他路过齐国，因名气大，齐国的国君齐桓公请他吃饭，他看了一眼齐桓公说："君有疾在腠理（表皮与肌肉之间）。"桓公不信，过了五日，又见面了说："君有疾在血脉，不治恐深。"桓公听了不高兴说："寡人无疾。"又过了五日再见桓公时说："君有疾在肠胃，不治将深。"齐桓公没有理睬他，又过了几天，扁鹊见到齐桓公后马上溜走了。齐桓公派人追问原因，扁鹊说："病在表，汤药可治；病在血脉，针灸可治；病在肠胃，药酒可治。桓公的病已经到骨髓了，没救了。"不久齐桓公就死了。

有一次魏文王问扁鹊："听说你们三兄弟都精通医术，谁的医术最高呢？"扁鹊回答："大哥的最高，二哥次之，我是三人中最差的。"魏文王不解，扁鹊说："大哥治病，是在病发作之前，病人并没有感觉自己有症状，大哥提早下药铲除了病根，所以不被人认可，没名气。二哥治那些刚刚有症状的病人手到擒来，药到病除，所以人们认为二哥治小病很灵。而我治的病都是病情严重、痛苦不堪的危重病人，病人的家属看见我用针刺、放血、灸疗，甚至用毒药以毒攻毒，能把一个个危重病人很快治愈，所以我的名气最大。"

　　扁鹊医术高超，民间还流传着一个扁鹊换心的故事。鲁公扈和赵齐婴是好朋友，有一天两个人同时生了点小病，一直没有好，他们决定找扁鹊医治。扁鹊先帮鲁公扈诊断，过了一会儿说："你的精力很充沛，但体质太弱。你心中有的是计谋，但做事不果断，总是犹豫不决。"接着扁鹊又给赵齐婴诊断后说："你的精力不足，但你的身体强壮。你虽然缺计谋，但却坚韧固执，遇上事情能当机立断，说干就干。只要将你们俩的心脏互换一下，你们的心病都可以解决。"两个人考虑再三还是同意了扁鹊的提议——互换心脏。

　　扁鹊让两人先喝了特制的汤药，一会儿两个人就昏睡过去了。扁鹊拿出刀剖开了他们的胸腔，将两个人的心脏互换一下，再用针缝

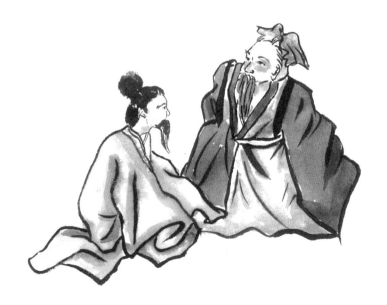

好胸腔。完成手术后又给他们俩嘴里灌了一些汤药，不大一会儿，两个人就清醒了，两个人的心病从此得到了彻底解决。据说他们俩互换心脏后，两个人都精力充沛、做事果断、身体健康，因此他们俩都升官了。

扁鹊是春秋时期最有名的神医，他是中国最早的针灸学家，他善于应用四诊——望、闻、问、切来诊断疾病，尤其是望诊和切脉的水平出神入化。他精于内外科、妇科、儿科、五官科，他应用针灸、砭石、刺血、按摩、汤剂等治疗疾病，被尊为中国诊断治疗疾病的医祖。扁鹊晚年到了秦国给秦武王治好了腰扭伤，令秦太医李醯羡慕嫉妒恨，唯恐秦武王重用扁鹊冷落他，竟然派人刺杀了扁鹊。扁鹊享年96岁。

扁鹊奠定了祖国传统医学诊断法的基础，他的《难经》一书，在日本和阿拉伯地区流传了千年，至今依然是中医宝典。扁鹊为祖国的医学发展做出了卓越贡献。

秦并六国成一统　功过自有后人评

-
-
-

　　一转眼就到了秦朝。秦朝是以前周朝的一个诸侯国——秦国，到了秦王嬴政时期，先后灭掉了韩、赵、魏、楚、燕、齐六国，完成了中国的大一统后，嬴政既要做皇还要称帝，自称秦始皇，从他开始中国有了第一个皇帝。

　　好景不长，秦始皇仅仅执政了12年，就在一次巡游途中病逝。临死前立遗嘱让长子扶苏继位，可是被太监赵高和丞相李斯合谋篡改，然后逼死扶苏，让二子胡亥继位，称秦二世。赵高劝秦二世杀死了李斯，自己成为丞相。赵高掌权后实行残暴统治，激起了陈胜吴广等农民起义。秦二世三年，胡亥被赵高的女婿逼迫自刎，年仅24岁。赵高让秦二世的侄儿秦子婴继位，三个月后，刘邦就攻入咸阳，秦朝亡。秦朝是历史上最短命的朝代，只有15年。

　　但秦朝对中国的巨大贡献是举世瞩目的：第一，统一中国。秦始皇结束了自春秋战国500多年来各诸侯国分裂割据一方的混乱局面，成为中国历史上第一个中央集权制国家；第二，书同文，车同轨。

实行统一文化、统一度量衡、统一文字书写体,将战国时期各个国家使用的不同书写字体统一为秦朝的小篆字体;第三,统一货币,废除分封制,改成郡县制,把中国分成46个郡县;第四,派50万人到岭南,征南越,将两广、福建、浙江纳入了中国的版图。第五,修建万里长城,修建800里的秦直道(相当于现在的国道),修建兵马俑(世界第八大奇迹),修建秦始皇陵、阿房宫等宏大建筑群。

秦朝有功也有过。秦朝为了统一思想,禁止人们以古非今,禁止私立办学。下令焚烧《诗》《礼》《尚书》及孔孟等儒家书籍和原来各诸侯国史记,保留了《易经》和《医书》。

因秦始皇求长生不老仙药失败,迁怒于方士卢生、侯生,共抓了460多个道家弟子和儒家弟子,将他们全部活埋。据说当时朝廷大臣徐福为了保命,他告诉秦始皇有一个地方叫瀛洲(现在的日本),那里有长生不老仙药,他愿意去,但必须带青年男女各三千人同往,秦始皇求仙药心切,答应了徐福的要求。徐福带人到达瀛洲一去不返,日本现在还有徐福庙。

原先地处偏僻、长期被中原华夏族视为蛮夷的秦国,能够统一中华,建立大秦王朝,除了革新制度,建立起组织严密、行政高效的各级政府部门、军队、军工制造与管理体系之外,秦国的医学水平也是相当发达。秦国设置了太医令、太医丞等医职,以及泰医左府、泰医右府等医疗机构,比如秦武王时有太医令李醯,秦始皇有侍医夏无且等。《左传·成公十年》记载了秦桓公派出名叫"缓"的医生为晋景公治病，医缓经过诊断后，说："疾不可为也，在膏之上，肓之下。"晋景公称赞他"良医也"，这就是"病入膏肓"这一成语典故的由来。

秦国还设有礜（yù）桃丞等官职，"礜"是一种有毒的矿石，可以炼制砒霜，服用后人会产生幻觉，说明秦国已经在用国家力量组织人工合成医药的研究与制造，这些研制的成果，包括秦始皇后来服用的丹药。1975年，在湖北云梦县睡虎地秦墓中出土了大量秦简，其中《法律答问》篇章中记载，秦国医疗管理制度规定，发现感染瘟疫或麻风病，应由称为"医工"的基层专业医护人员立即送往"疠迁所"隔离。严重不治的传染病和麻风病患者，甚至会被处死，或"生埋之"或"杀水中"。这说明秦国建立了深入社会各层面的医疗系统，能有效地阻隔传染病扩散，有效地保障人民的健康，并减少许多死胎、夭折与各类非正常死亡。保障了人口的充足，使战场上的许多伤兵得到及时救治，这对于保障秦军的持续战斗力有着极大帮助。秦国发达的医疗水平，是秦国能够统一六国的重要原因之一。某种程度上说，高度发达的医学水平，庞大而深入的医事管理系统，使秦国在某些方面已具备了现代医学雏形。可惜秦朝三世而亡，大秦帝国令人震惊的医疗制度未能完善地传承下来。

刘邦用人创奇迹　丝绸之路连东西

-
-
-

　　汉朝创始人汉高祖刘邦高瞻远瞩，他开创的大汉帝国是中国历史上最强盛的朝代之一。因此，外族人称中国人为汉人，称华夏族为汉族，中国的文字被称为汉字（西汉用篆书、隶书，东汉时草书、楷书、行书已经萌芽）。因为刘邦的深谋远虑，使汉朝延续了407年，成为大一统后中国最长寿的王朝。

　　刘邦的最大成功是善用人才。刘邦刚刚当皇帝不久，就举办了一次庆功宴，他总结了取胜的原因。他说："论运筹帷幄之中，决胜于千里之外，我不如张良；论抚慰百姓，供应粮草，我不如萧何；论领兵百万，决战沙场，我不如韩信。可是我能做到人尽其才，知人善用，发挥他们的才能为我所用，这才是我打败项羽最终获胜的真正原因。"

　　而项羽身边只有一个范增可用，但又对他猜疑，这是项羽失败的第一个原因。刘邦在首先攻进占领了咸阳后，与将士们约法三章：杀人放火者死，伤人者要依照轻重被处罚治罪，抢劫偷盗者要被治罪。

而在刘邦把咸阳让给项羽后，项羽一把火烧了阿房宫，大火烧了三个月，引起民怨众怒，失去民心，这是项羽失败的最终原因。

刘邦定都长安（西安），取长治久安之意，史称西汉。刘邦50岁当皇帝，在位12年病逝。

汉代最耀眼的事：

一、文景之治。汉文帝和汉景帝统治时期是中华文明迈入大帝国时代出现的第一次盛世。汉文帝刘恒是刘邦的第四子，他仁慈忠孝，非常节俭，从不奢侈。汉文帝在位13年病逝，他的第五个儿子刘启继位，称汉景帝。汉景帝十分重视农业生产，并减轻农业税。他继承了文帝的理念，以德服人，让利于民，以道家思想管理国家，无为而治，不扰民，国富民安，全国一片繁荣昌盛景象。文景二帝以德化民，全免田租，粮仓丰满，这就是著名的"文景之治"。

二、丝绸之路。汉景帝之后是汉武帝继位，汉武帝上任后听从儒学博士董仲舒的建议以仁德治国，打击豪强势力，加强中央集权。汉武帝派张骞出使西域，开辟了以首都长安为起点，经甘肃、新疆到中亚、西亚并连接地中海各国的陆上通道，称为汉代陆上丝绸之路。

佛教第一次传入中国，也始于丝绸之路。丝绸之路成就了汉武盛世，到汉宣帝时期国力达到了极盛，正式将新疆纳入中国版图。

三、汉代的伟大发明。蔡伦发明了造纸术，使中国成为世界上最早发明纸张的国家。张衡发明了地动仪、浑天仪，可以预测地震，测绘天体天象。还有医家华佗发明了麻沸散,开创了世界麻醉药物的先例。

西汉持续了212年。因王莽篡位夺权,西汉的最后一个皇帝刘玄被刘秀打败,西汉亡。

刘秀建立的东汉定都在洛阳,东汉经历了195年,最后一个皇帝刘协(*汉献帝*)已无实权,依附于曹操。曹操死后,曹丕逼迫汉献帝退位禅让,结束了大汉朝。

汉代有很多典故,如鸿门宴、四面楚歌、成也萧何,败也萧何,大将军卫青、霍去病等脍炙人口的历史故事流传至今。

东汉末年出现了两位神医——华佗和张仲景,不得不说……

刮骨疗毒又奈何　曹操疑心杀华佗

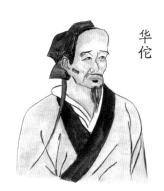

华佗

-
-
-

　　华佗是东汉末年沛国谯县人（今安徽亳州），他与同时代的张仲景、董奉并称"建安三神医"。

　　华佗对张仲景的学说也有深入的研究，他读到张仲景著的《伤寒论》第十卷时高兴地说："此真活人书也。"可见张仲景对华佗的影响很大。华佗还发现并使用了体外挤压心脏复苏术及口对口人工呼吸法。华佗最早发明了酒服麻沸散的麻醉术，用于外科手术。

　　华佗非常善于区分不同病情对症下药。一天，倪寻和李延同时来就诊，都是头痛发烧，症状相同，但华佗的处方却不同。一个用发汗药，另一个用泻药，但服药后都好了。二人奇怪，华佗说倪寻的头痛发烧是表证，用发汗药可解；李延的头痛发烧是里热证，非泻下不可。

　　黄疸病流行期间，华佗花了三年时间对茵陈蒿的药效反复试验，决定用春三月的茵陈蒿嫩叶施治，救治了很多病人。民间因此流传一首歌谣：三月茵陈四月蒿，五月六月当柴烧。

一天，邮差顿某就医后自觉病已经好了，但华佗切脉后告诫他说："你的病表面上好了，但元气未复，还要静养半个月以上，这期间要忌房事，不然将有性命之忧！"顿妻从百里之外赶回家，看见夫君身体已经好了，当晚同房，三日后顿某病发身亡。

　　《三国演义》中有一段华佗为关羽刮骨疗毒的故事。大将关羽曾被乱箭射中右臂，伤口虽然愈合，但一到下雨天就疼痛难忍，于是请华佗看病，华佗说："箭头有毒，已进入你的骨头，只有打开旧伤口，刮去骨头上的毒，才能彻底治愈。"关羽伸出右臂说："来吧！"华佗

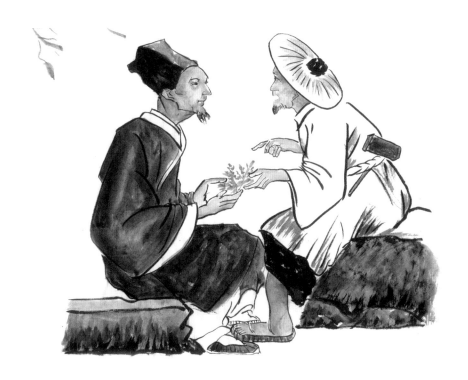

取尖刀在手，割开皮肉直到骨头，骨头已青，华佗用刀刮骨，悉悉有声，关羽和朋友饮酒下棋，谈笑风生，全无痛苦之色。华佗刮尽其毒，敷上药以线缝之。关羽大笑而起，伸展右臂，活动自如，就像没有受过伤一样，他对朋友说："华佗真乃神医也。"

曹操头痛找华佗治疗，华佗认为曹操的头痛不是普通的头疼，应该是中风引起的头痛，根在脑袋里，不是服点药就能治好的，需要先饮麻沸散，然后用利刀剖开脑袋，取出风涎，才可以去掉病根。多疑的曹操以为华佗要借机杀他为关羽报仇，于是下令把华佗收入牢房坐监，拷问致死，一代名医屈死牢中。

华佗是中国医学史上最杰出的外科医生。

太守坐堂成医圣　六经辨证《伤寒论》

张仲景

·

·

·

　　张仲景，名机，字仲景，东汉南阳涅阳县（今河南省邓州市）人，著名医学家，被后人称为医圣。他比华佗小5岁，早年学医，后出任长沙太守。他写的《伤寒杂病论》是中国历史上第一部理、法、方、药具备的经典，后人称此书为众方之宗、群方之祖，是继《黄帝内经》之后中国中医最权威、最有影响力的著名经典医书。

　　东汉末年瘟疫流行，张仲景家族本有280多人，在不到10年的时间里，因伤寒瘟疫死掉了150多人。因此张仲景痛下决心刻苦学习《黄帝内经》和《难经》，潜心研究伤寒病的发病原因和诊治方法，下决心制服伤寒这个瘟神。

　　后来，张仲景承袭家门进入官场，被朝廷指派到湖南长沙任太守，但他依然用自己学来的医术为百姓看病。张太守规定每个月初一和十五两天不办公事，大开衙门，让有病的百姓进来，张仲景端坐在大堂上亲自为百姓义诊。后来人们就把坐在药铺大堂给人看病的医生称为坐堂医生。

有一年，张仲景从长沙回南阳老家，正赶上下大雪，雪花飞舞，寒风刺骨。他看见路上有很多人，特别是孩子们的耳朵冻得又红又肿，有的都冻烂了，他心里难受，回到家就研制了一个可以御寒的食疗方子，取名叫"祛寒娇耳汤"。他让徒弟在南阳东关的一块空地上搭个棚子，支上大锅为穷人舍药治病。开张的那天正好是冬至，大锅里的汤药就是祛寒娇耳汤，把羊肉、生姜、当归等几种祛寒活血药材，放在大锅里煮熟了捞出来切碎剁成药肉馅，用面皮包成耳朵形状，人们称之为"娇耳"（中国最早的饺子），把娇耳再下锅，用原汤煮熟吃，就可以防止耳朵被冻伤冻烂。张仲景让徒弟给每个穷人一碗汤加上两个娇耳，人们吃了娇耳喝了汤后全身暖暖的，两个耳朵热烘烘的，再也没有人冻伤耳朵了。后来人们在冬至这一天吃饺子就是为了纪念医圣张仲景。

南阳有一位老中医，60多岁了没有儿女，得了严重的抑郁症，管家请了好多郎中也没有看好，就请来张仲景。他给老先生开了一个药方：五谷杂粮面粉各一斤做成丸，外面涂一层朱砂，一顿服用。老先生一看乐了，这不是糊弄人吗，谁一顿能吃五斤面啊？看来张仲景这个名医也是徒有虚名而已，他越想越可笑，逢人便把这事当作笑话讲，日子久了管家发现老先生变得爱说爱笑了，他的抑郁症也完全好了。

张仲景的药方药材品种很少，只用几味药就有非常好的疗效。如当归生姜羊肉汤，就三样，主治产后腹痛，烦躁失眠。桂枝汤也很简单，桂枝、芍药、生姜、甘草和大枣，治疗伤风感冒发烧效果很好，但张仲景却在药方后叮嘱一句：喝完桂枝汤稍停片刻，必须再喝一碗热粥，且要喝到微微出汗为最好。张仲景说，这样既可增加药力，又可以保护胃，如果还不出汗，那就按照这个程序再来一遍吧。

张仲景的经方白虎汤只有四样：石膏、知母、粳米和炙甘草，专门治疗高烧不退、大汗烦躁的实热症，如乙型脑炎。因生石膏大寒易伤胃，张仲景在此方中添加了粳米（大米），大米养胃气，可以防止石膏伤胃，因此白虎汤清热又不伤胃，泻火又能生津。大米能养胃气，长肌肉，壮气力，每天早上喝一碗大米粥与肠胃相得益彰，实为饮食养生之妙诀。

张仲景《伤寒论》上的处方，从汉代用到现在已经两千年了，大家还在使用，而且药材少，效果好，经久不衰，所以成为治病经方。如治疗肺炎的麻杏石甘汤，治疗急慢性阑尾炎的大黄牡丹皮汤，治疗胆道蛔虫的乌梅汤，治疗痢疾的白头翁汤，治疗急性黄疸肝炎的茵陈汤，治疗心律不齐的炙甘草汤，治疗心绞痛的瓜蒌薤白白酒汤等，都是一直沿用至今的经方良方。

张仲景是中国最杰出的中医药学家，他的传世巨著《伤寒论》确立了六经辨证的治疗原则，他把所有的发热症归纳为六种：太阳证、阳明证、少阳证、太阴证、少阴证和厥阴证。他的六经辨证是中医的灵魂所在，不学《伤寒论》，不懂《伤寒论》的人不可能成为一名好中医。

预防传染他最早　家家户户插艾草

-
-
-

继秦朝统一中国15年后，汉朝又统一中国407年，到汉末由于西域的少数民族不断迁移到中原来居住，中国又发生了动乱，形成了三国鼎立：魏国、蜀国和吴国三个政权，各自为政。经过70多年的三国战乱，最终以司马懿家族获胜，司马懿的儿子司马昭把汉朝末代皇帝汉献帝逼迫让位后，司马昭的儿子司马炎逼魏元帝曹奂禅位，成立新的政权，定都洛阳，称晋朝，再一次统一了中国。

晋朝又分西晋和东晋，一共经历了155年后，中国又一次分裂为16个诸侯国，各自为战，这一时期称为南北朝。南北朝经历了161年的混战后被杨坚统一，建立了隋朝，杨坚使中国再一次大一统。

聊聊晋朝的医学名家吧。晋朝最有影响力的三位名医是葛洪、皇甫谧和王叔和。葛洪是中国最早的预防医学传染病学的先驱，皇甫谧是中国针灸医学的先驱，王叔和是张仲景的大弟子，他是中医脉诊学的鼻祖。

先说说葛洪吧，葛洪是晋代丹阳郡句容（今江苏句容县）人，他是著名的炼丹家和医药学家。他的医学作品《肘后备急方》，是全世界最早记载一些传染病，如天花、恙虫等病症及诊治的医书。该书还收集了大量救急实用的方子，如松节油治疗关节炎，铜青治疗皮肤病，雄黄、艾叶熏蒸可以驱疬气，防止传染病。民间五月端午节前后家家户户门上插艾草，喝雄黄酒，点燃艾草以驱邪气的风俗，就是受葛洪的启示。他尤其强调用艾草灸疗治病的各种灸法的使用。葛洪的夫人鲍姑是中国历史上第一位女灸疗师。

葛洪还是最早观察和记载结核病的人。他在书中记载一种叫"尸注"的病会传染他人，而且症状复杂，染上此病的人怕冷发烧，全身无力，精神恍惚，身体日渐消瘦，时间长了会丧命，此病就是现在的结核病。葛洪还是免疫医学的萌芽者，他发现人被疯狗咬了非常痛苦，患者受不了一点点刺激，哪怕听到远处有倒水的声音也会痉挛

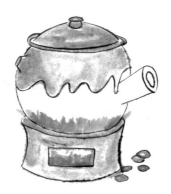

抽风，所以狂犬病在过去也叫恐水病。为了医治狂犬病，他研究认为，疯狗咬人一定是狗嘴里有毒液，使人中毒，他想到了以毒攻毒，他让人把疯狗杀死，取出脑液马上敷在伤口上，这种方法果然对一部分人有效。大家知道，种牛痘可以预防天花，注射脑炎疫苗可以预防脑膜炎，注射破伤风疫苗可以预防破伤风，这些方法都是近代科技，而1600年前的葛洪已经有了免疫思想。

葛洪的另一本书《抱朴子》，讲的是炼丹术，他炼制出来的药物有密陀僧（氧化铝）、三仙丹（氧化汞）等，这些都是外用药物的原料。葛洪晚年追求长生不老术，他在广东罗浮山上修道，活了81岁仙逝。

美女名医鲍仙姑　祛斑美颜用艾灸

-
-
-

　　大家都知道中国古代有四大美女,美得沉鱼落雁,闭月羞花。沉鱼指的是西施浣纱,落雁指的是昭君出塞,闭月指的是貂蝉拜月,羞花指的是杨玉环贵妃醉酒。

　　中国还有四大美女名医,分别是汉代汉武帝的御医义妁,晋代葛洪的妻子鲍姑,宋代女外科医生张小娘子和明代妇科医生谈允贤。

　　四大女名医中,鲍姑作为中国民间最早的赤脚医生,精通艾灸疗法,是中国医学史上第一位女灸疗医师。

　　鲍姑是陈留(今开封)人,父亲鲍靓是葛洪的师父,一生研究炼丹术和医术,任广东南海郡太守。鲍姑随父亲到广东,遇葛洪结为夫妻,一起炼丹制药。鲍姑经常采药行医,尤其擅长用艾灸治疗赘疣(扁平疣)、赘瘤(黑痣瘤),她用艾绒一灼即消,疗效显著又便宜。她常在东莞、番禺、惠州一带为百姓解除病痛,被当地人尊称为鲍仙姑。

　　一天,她在采药行医途中,见一位年轻姑娘站在河边的水中悲切哭泣,鲍姑一问一看才知道是姑娘脸上长了许多黑褐色的赘瘤,十分

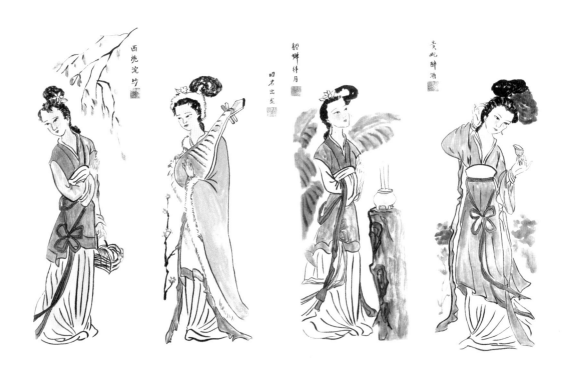

难看,姑娘周围的人因此都鄙视她,也找不到婆家,于是就不想活了,来到河边顾影而泣。鲍姑马上从药箱里取出艾绒,用火点燃,轻轻地在姑娘脸上熏灼。不大一会儿,姑娘脸上的小疙瘩全部脱落,看不到一点疤痕,姑娘变成了美女。姑娘千恩万谢,欢喜而去。

中医有三宝:一根针、一碗汤、一炷灸。艾灸为三宝之一。《黄帝内经》告诉我们,针所不为,灸之所宜。针之不及,药之不到时,必须艾灸之。神医华佗治病救人时,亦多采用艾灸法。他一般选用两个穴位,每个穴位灸七八个艾炷就能使病痊愈。

鲍姑用的艾草取材于广东罗浮山中的红脚艾(河南南阳的艾草

也一样好），史料记载：每赘疣，灸之一炷，当即愈，不独病愈，且兼获美艳。传言，凡是让鲍姑艾灸后，不但灸到病除，更能起到美容养颜的效果。

孟子曰："七年之病求三年之艾。"研究发现，艾草存放的时间越久，治病的效果越好。

为什么艾草可以灸疗治病？其他草能不能灸呢？研究发现，其他草点燃后会产生火苗且烟多熏人，无法使用。艾草点燃后不会产生火苗，艾草最大的特点是它产生的热向下沉，很快进入人体内疏通经络，活血化瘀，治疗效果最好。

艾草是艾蒿的叶子，在五月生长期间它吸收阳光的能力最强，可以把阳光的能量（阳气）长时间储藏在艾叶中。人体生病往往是因为阳气不足造成的，所以说，艾灸就是给人体直接补充阳气，而阳气足，百病无。再说艾草名字也特别好，艾等于爱的谐音，医生用艾（爱）来给患者灸疗，病人当然好得快啊！

针灸达人皇甫谧 针治风湿创奇迹

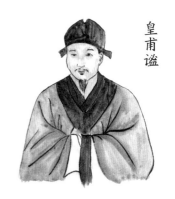
皇甫谧

-
-
-

　　皇甫谧是西晋安定郡朝那县（今宁夏固原）人，是晋代著名医家、针灸家。其著作《针灸甲乙经》是我国第一部针灸学专著，是中医学者必不可少的针灸宝典。一名只会开药方，不懂艾灸、不会针灸的中医，绝不能算是一位好中医。因为中医的三宝，你缺了二宝。

　　皇甫谧40岁的时候，得了严重的风湿痹病，十分痛苦。他抱病期间自学了大量医书，尤其对针灸学感兴趣。于是他给自己进行针刺和灸疗，反复实验找感受，在没有服中药的情况下，仅以百日的针灸治疗，就把自己的风湿病和耳聋症治愈。

　　他的名气一下子传开了，连皇上都知道了。当时皇后杨艳生命垂危，司马炎下诏书，让皇甫谧进宫给皇后针灸治疗。皇甫谧给皇后针刺人中、十宣及涌泉几个穴位后，皇后马上就清醒过来了，然后他在皇后的足三里、三阴交和大椎穴进行艾灸，很快皇后就好了。这下他的名气大增，皇帝让他留下来做御医，他不干。司马炎知道他爱看书，就送了一车书给他。他回到家中夜以继日悉心钻研，历经千辛万苦，结合《黄帝内经》《灵枢》《素问》及《名堂孔穴针治要》等书，终于写出了一部盖世佳作——《针灸甲乙经》。这部书集针灸之大成，记载了全身穴位649个，穴名349个，并对各穴位明确定位，对各穴的主治症、针灸操作方法和禁忌都做了详细描述。后来此书流传到日本、朝鲜及阿拉伯国家，在国际上声望很高。

皇甫谧在40岁之前还写了一部非常了不起的著作《帝王世纪》，是继司马迁《史记》之后，第二部全面整理历代帝王世系的经典之作。这本书对三皇五帝到汉魏数千年的重大事件做了较为详细的考证和记载。如书中写道："疱牺氏（伏羲氏）仰观象于天，俯观法于地，观鸟兽之文与地之宜，近取诸身，远取诸物，于是造书契以代结绳之政，画八卦以通神明之德。炎帝神农氏尝百草而制九针（针灸的起源），令人食谷以代牺牲之命，始教天下耕种五谷而食之。"

他还对古代皇、帝、王进行了说明："天子，至尊之定名也，应神受命，为天所子，故谓之天子。故孔子曰：'天子之德感天地，洞八方，是以功合神者称皇，德合天者称帝，仁义和民者称王。'"皇甫谧《帝王世纪》一书对黄帝之前的历史记载，填补了司马迁《史记》对三皇时期的空白。

医圣弟子王叔和 专著《脉经》了不得

王叔和

王叔和是晋代高平（今山东邹城）人，他为中国中医发展史做出了两个巨大贡献：一是把张仲景的《伤寒杂病论》中的《伤寒论》完整收集整理保存下来了；二是他写的《脉经》一书，详细记载了望闻问切四诊之一的切脉诊断疾病的理论和操作方法，填补了我国中医脉学专著的空白。

史料记载，华佗有三位弟子，分别是吴普、李当之和樊阿；张仲景也有三位弟子，分别是杜度、韦汛和王叔和。这六个人都是魏晋名医，尤其以王叔和名气最大，人气指数最高。

传说王叔和少年时期已博览群书，通晓经史百家。他特别喜欢看医书，尤其喜欢脉诊，他经常给人号脉治病，18岁的时候已经在当地小有名气了。病人只要经他号脉，他立即能说出病人的症状，他开的药方很灵，吃了他的药没有不好的。可是他母亲得了很严重的半身不遂，一直没有治好。他的哥哥王叔刚眼看着母亲病情加重生命垂危，只好背着老母亲出门寻找更好的医生。

正值三伏天，路上母亲口渴得张不开嘴巴，嘴角流白沫。王叔刚正在着急，忽然发现路边地沟里的一个骷髅头里面有点水，但是里边有一条蛇，他也顾不了那么多了，放下母亲就朝骷髅头走去。蛇见有人来立刻溜了，王叔刚就把骷髅头里的水给母亲喝了。说来奇怪，老人家喝完水，马上就有精神了，疼痛也减轻了一半。又过了一会儿，母亲饿了，王叔刚连找了几户人家也没有要到饭，最后来到一家姓白的门前。真是赶得巧，白家有只老母鸡生了个四四方方的鸡蛋，那时候要是谁家出了这样的事是要倒霉的，白家正在犯愁呢，见来了一个要饭的就把四方蛋给了王叔刚。他把四方蛋给母亲吃了，这一吃不打紧，老人家的病一下子全好了，浑身有劲，拉着王叔刚就要回家。回到家王叔刚告诉弟弟事情的经过后，王叔和说："母亲在路上喝了龙盘骷髅水，又吃了百家凤凰蛋，这两味药都是世上难找的啊！"

母亲的病已好，王叔和决定外出拜师学医。他从山东来到了湖北荆州，在荆州他认识了张仲景的大弟子韦汛，通过韦讯找到了当时大名鼎鼎的神医张仲景，成为张仲景的第三个弟子。

王叔和不仅得到了张仲景的真传，还收集了《黄帝内经》和扁鹊、仓公（淳于意）、华佗及张仲景等医家的大量论述资，加上自己多年来对脉诊临床上的体会和见解，终于写出了中国第一部脉诊专著——《脉经》。《脉经》是我国中医切脉方法诊断疾病的第一宝典。

晋代的大名医就说到这里，但晋代还有一个人人皆知的大书法

家王羲之，是山东临沂人，他的书法作品
《兰亭序》被历代书法家公认为举世无双
的天下第一行书。他和他的儿子王献之
被后人合称为东晋书法"二王"。

　　接下来我们聊聊南北朝的大名人
陶弘景……

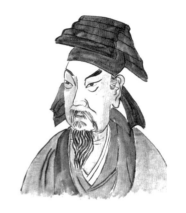

山中宰相陶弘景　道教炼丹一奇人

-
-
-

　　俗话说,乱世出英雄。实际上,乱世也出奇人。在我国的汉魏晋之后的南北朝时期是段大乱世,就出了这么一位奇人。他在山中过着闲云野鹤般悠闲的日子,虽不在庙堂,但凡国家大事,国君常常咨询于他。人虽在山中,却依然能影响着国家的重大决策,人称"山中宰相"。他就是经历了南朝宋齐梁三个朝代,在南京茅山隐住了40多年,活了80多岁的奇人陶弘景,自号"华阳隐居"。

　　陶弘景是南朝南京人,一生拥有诸多成就。他从小就是神童,九岁时已经阅读诸多儒家经典,如《礼记》《尚书》《周易》《春秋》等。十岁时得葛洪《神仙传》,爱不释手,昼耕夜诵。他上知天文下知地理,对儒释道、医药、养生、化学、炼丹等都有很深的研究。

　　陶弘景的主要作品有《本草经集注》《集金丹黄白方》。他整理古代的《神农本草经》,增收了魏晋名医所用的新药材,写成《本草经集注》七卷,共记载药物730种,并首创沿用至今的药物分类方法,以玉石、草木、虫兽、菜、米食分类,对我国本草学的发展有深远的意义。

陶弘景受葛洪的影响很大，曾长期从事炼丹实验，在炼丹过程中掌握了许多化学知识。例如，他发现汞与某些金属形成汞齐，汞齐可以镀物，他发现水银可以消化金银成泥，似镀物也。陶弘景对我国化学的贡献是他的书记载了硝酸钾的火焰分析法，"先时有人得一物，其色理与朴硝大同小异，如握雪不冰，强烧之，紫青烟起仍成灰，不停沸如朴硝，应是真硝石也。"所谓紫青烟起是钾盐所特有的性质，他的硝酸钾的火焰分析法，是世界化学史上钾盐鉴定最早的记录。

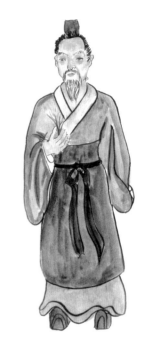

陶弘景

陶弘景一生爱松，尤其喜欢听松涛，经常独自一人去山峰听松涛。山上的松树林，一有山风拂过，松枝相互碰撞时发出如海涛般悦耳动听的声音。远山的呼唤，自然的回响，伴着摇曳飘忽的松涛，敲打着你的耳鼓，撩拨着你的心弦，让你彻头彻尾心旷神怡。

陶弘景主张儒释道三教合流，一生执迷道教的神仙之术，并整理了道教经书《真浩》，自成一派，最后成为茅山派道长。

南北朝还有一位杰出的数学家、天文学家祖冲之，他首次将圆周率精确到小数点第七位，即3.1415926与3.1415927之间。他撰写的《大明历》是当时最科学、最进步的历法。

　　红景天给孩子们讲老祖宗的故事，已经连续讲解了四天四夜，像穿越时空隧道，从三皇五帝到魏晋南北朝，数千年的祖国历史故事，让孩子们听得津津有味，回味无穷。红景天问孩子们："还要继续往下讲吗?"他们齐声说道："我们还想听。"孩子们的好奇心和求知欲让红景天非常感动，他说："好吧，听我慢慢讲……"

全国统考隋朝兴　三省六部到明清

-
-
-

　　隋朝的建立者杨坚是弘农郡华阴（今陕西华阴市）人，称隋文帝，定都长安，在位19年病逝。他的二儿子杨广继位，迁都洛阳，称隋炀帝，在位14年，被禁卫军首领宇文化及叛军杀死。随后太原留守李渊兵变攻进长安，立杨广的第三个孙子杨侑为隋恭帝，后逼其让位，李渊称帝，建立唐朝。

　　杨坚建立的隋朝虽然只有38年，但隋朝上承南北朝，下启唐朝，结束了近300年来的分割战乱，继秦汉后又一次实现了中国的大统一。

　　杨坚和杨广在位短短33年的开皇之治，开启了繁荣超越两汉的开皇盛世。

　　杨坚提倡：1.节俭治国；2.朝廷提拔官员必须通过分科考试才能任用；3.派人巡视监督整治地方官吏，罢免贪官200多人；4.全国统一考试，普选人才。隋朝科举制的创立，中国的普通民众从此才有机会进入官场；5.下诏书让全国人民捐书，两年时间捐书籍三万

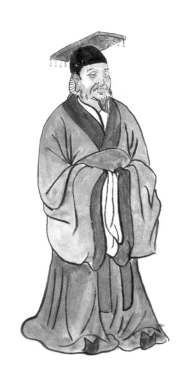

余卷，文化兴起；6.制礼乐，信佛教，在莫高窟开窟77个，壁画和彩塑技艺精湛；7.开凿大运河，引渭水通黄河，开凿京杭大运河，沟通中国南北水上交通；8.分段修筑长城，修建洛阳城，修建洛阳龙门石窟；9.举办"万国博览会"等。隋文帝杨坚的一系列举措使北方民族大融合，让南方经济大发展，疆域辽阔，人口达4600多万，开创了中国历史上繁荣昌盛的大盛世！

好景不长，杨广三次攻打高丽（朝鲜），修建大运河、长城等大兴土木工程，过度消耗国力，引起民怨，导致了隋末各地的农民起义和地方兵变，朝廷大臣叛乱，隋朝亡。

秦朝和隋朝都是在长期大分裂之后诞生的中央集权制统一政体，虽然两个朝代存在的时间都很短，但为后世朝代留下了一笔丰富的历史遗产。

隋朝创立了三省六部制。三省六部制是中国古代封建社会一套组织严密的中央集权制。三省指中书省、门下省、尚书省，六部指尚书省下属的吏部、户部、礼部、兵部、刑部、工部。每部各辖四司，共为二十四司。尚书省掌管全国政令，是命令的执行机关；吏部掌管官吏的选用、考核与奖惩；户部掌户籍和赋税；礼部掌礼仪和科举；兵部掌军事；刑部掌刑狱；工部掌土木工程；每部又分四司来作为办事机关。中书省负责皇帝诏书的起草，是决策机关。门下省则审核中书省起草的诏书，不合适的驳回修改。监察机关是御史台，职责是监督、弹劾文武百官。

地方的政权机构基本是两级，即州和县。长官分别是刺史和县令。刺史每年要巡查各县，考核官员政绩，还负责举荐人才。县令要负责一县的各种事务，官很小，却是最繁忙的官员。这种建制一直延续到清末。

隋朝的医药学与医政管理体系都有所发展，隋朝中央政府设置了太医署，主管全国医政和医药教育。又下设典御、侍御医、直长、医师等46人。还设置了太医令、太医丞、主药、药园师、医博士、助教、按摩博士、祝禁博士和医师等职称。在为皇室和人民提供医疗服务的同时，太医署是隋朝最高医学教育机构，隋朝太医署的创建与发展，是中国古代医药学校技术教育走向系统化、规范化的初级阶段。隋炀帝大业（605—618）年间，皇帝召集当时的医药学家集体编撰大型医药学医方集《四海类聚方》，篇幅高达一千六百多卷。并由太医巢元方组织人手编撰《诸病源候论》，这是我国第一部论述各种疾病病因、病机和证候的专著,详细介绍了当时各科疾病的病因、病状。此书继《黄帝内经》《难经》《伤寒杂病论》这三部旷世医学著述之后,更加丰富了中医学理论。尤其在病因学说方面具有独特创见,使中医病因学说趋于系统、全面。比如明确指出传染性疾病是"感其乖戾之气而发病",以及岭南"瘴气"系"杂毒因暖而生"等,显示出超越古人的真知灼见。书中还有糖尿病并发皮肤病及泌尿系统感染的最早描述。还较为系统地讨论了脚气病、水肿病、妇科病、外科病的证候及预防、治疗等,尤其在创伤外科中,记载了高难度的肠吻合及血管结扎术等中医外科手术,为研究隋以前医学成就重要文献。此外,隋朝太医署重视药材的种植,专门开设国家药园,任命药园师,种植药材"以时种莳,收采诸药"。从隋朝开始,中国医药学与医学教育都上升到了一个新境界。

以史为镜知兴衰　以人为镜知得失

-

-

-

一转眼就到了唐朝，唐朝的开国皇帝唐高祖李渊在位8年后，二子李世民继位。唐太宗李世民以"贞观之治"闻名天下，在位23年病逝。第三位皇帝是李世民的第九个儿子唐高宗李治，在位34年病逝。高宗时期中国的版图最大，东起朝鲜半岛，西临里海，南至越南，北到贝加尔湖。李治之后就是中国历史上第一个女皇帝，李治的老婆武则天。

在前三位皇帝的治理下，唐朝的国力是历史上最强盛的，因此西方各国把汉人、华人统称为唐人，现今西方国家凡是华人聚居处仍称为唐人街。

贞观之治是唐太宗李世民在位期间出现的清明政治、经济复苏、文化繁荣的治世局面。唐太宗知人善用，广开言路，尊重生命，虚心纳谏。他采取了以农为本，厉行节约，文教复兴，完善科举制度等政策，使得社会出现了安定繁荣的局面。并大力平定外患，尊重民族风俗，稳固边疆，最终取得天下大治的理想局面。因其年号为"贞观"，故史称"贞观之治"。

唐太宗李世民和大臣魏征的故事脍炙人口。有一次,唐太宗问魏征:"历史上的人君,为什么有的人明智,有的人昏庸?"魏征说:"兼听则明,偏听则昏。"意思是君王要多听各方面的意见,就明智,只听单方面的话,就昏庸。他还说:"治理天下的人君如果能够采纳下面的意见,那么下情就能及时上达,他的亲信想要蒙蔽也蒙蔽不了。"

唐太宗连连点头说:"你说得多好啊!"又有一天,唐太宗读完隋炀帝杨广的文集,跟左右大臣说:"我看隋炀帝这个人,学问渊博,

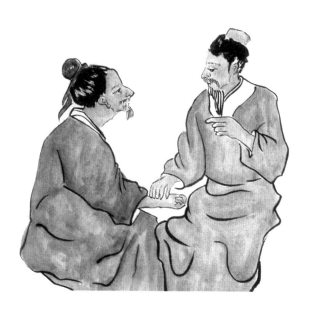

也懂得尧舜好，桀纣不好，为什么干出事来这么荒唐？"魏征接口说："一个皇帝光靠聪明渊博不行，还应该虚心倾听臣子的意见。隋炀帝自以为才高，骄傲自信，说的是尧舜的话，干的是桀纣的事，到后来糊里糊涂，就自取灭亡了。"

谏臣（专门规劝皇帝纠错的大臣）魏征病逝后，唐太宗痛哭流涕，十分悲痛，他说："夫以铜为镜，可以正衣冠；以古为镜，可以知兴替；以人为镜，可以知得失。魏征没，朕亡一镜矣！"

大意是：一个人用铜当镜子，可以照见衣帽是不是穿戴得端正；用历史当镜子，可以知道国家兴亡的原因；用人当镜子，可以发现自己的对错。魏征一死，我就少了一面好镜子啊！

这句话至今仍然起到警醒世人的作用，提醒世人应该时刻以他人为鉴，正视自己的错误并加以改正。

李世民还规定自己下的诏书也必须由门下省审查后才能生效，防止自己心血来潮和心情不好时做出错误的决定。在中国历史上的帝王皇帝中，只有唐太宗李世民一人拥有如此杰出的智慧和胸襟。

李世民27岁登基，他时常拿杨广引以为戒，叮嘱自己克制欲望。他不计前嫌，重用他哥哥的谋士魏征（魏征曾经建议他哥哥谋杀李世民），还重用尉迟恭、秦琼等降将。他求贤若渴，先后五次颁布求贤诏令，因此贞观年间唐朝涌现出了大量优秀人才，全国治理水平不断提高，为后来唐玄宗全盛时期的开元盛世奠定了重要基础。

唐朝继承了隋朝的医疗体系、医政管理系统和医学教育，并大有发展，尤其在孙思邈等中国历史上顶级医学大师的指导下，唐朝医学教育有着比较严格的要求。唐太宗执政期间，某些州郡也建立了地方性医学教育机构，由地方政府自行委任教师。使中国的医药学理论与医疗技术教育，从传统的师徒相授，走向了公众教育领域。各州府所建立的医疗机构中，医疗和医药学教育不分家，由地方医药学校的助教和博士负责本州的主体医疗，"以百药救疗平人有疾者"，而医学生则下放到地方，"掌州境巡疗"，让医学生在实践学习中不断进步成长。这样的理论与实践相结合的教学与医疗体系，对医药知识和技术的普及与传播起到了巨大作用。

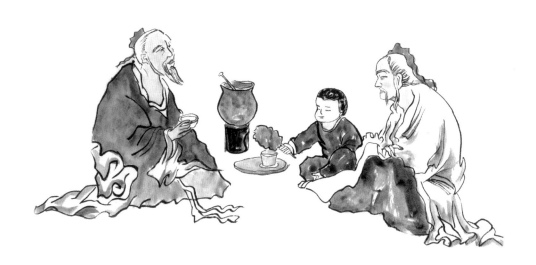

一代女皇武则天　功过是非后人说

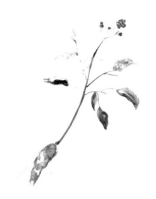

聊聊女皇帝武则天吧，她是并州文水（今山西文水）人，武周开国君主，是中国历史上唯一的正统女皇帝，继位年龄最大（67岁）及寿命最长（82岁）的皇帝之一。

武则天14岁时进入后宫，为唐太宗李世民的才人，获赐号"武媚"。武则天并未得到李世民的宠爱，做了12年的才人，地位始终没有得到提高。但在李世民病重期间，26岁的武则天和太子李治开始建立了感情。贞观二十三年（649年），李世民驾崩，武则天依照皇宫惯例与部分没有子女的嫔妃们一起入长安感业寺为尼，但她与新即位的唐高宗李治一直藕断丝连。李治在为祭奠李世民周年忌日而入感业寺进香时，又与武则天相遇。两人相认，并互诉离别后的思念之情。因无子而失宠的王皇后看在眼里，便主动向李治请求将武则天纳入宫中，企图以此打击她的情敌萧淑妃。李治早有此意，当即应允。武则天便再度入宫。入宫前，武则天已怀孕，入宫后便生下儿子李弘。武则天回宫后，迅速打败萧淑妃，获得李治的宠爱，被册封为二品昭仪。当时王皇后、萧淑妃经常与其争宠，三人互相谗毁，但李治都没有听信。

不久，武则天产下长女安定公主。在公主出生后一月之际，王皇后来看望，怜爱并逗弄公主。离开后，武则天趁着没人，竟将公主掐死，又盖上被子掩饰。正好李治来到，武则天假装欢笑，打开被子一同看孩子，发现女儿已死，啼哭不已，并且惊问侍从，侍从都说王皇后刚来过。李治勃然大怒，说道："皇后杀了我的女儿！"武则天于是哭泣着数落王皇后的罪过，王皇后无法辩解。李治坚持废王立武，武则天开始成为李治政治上的"战友"。李治颁下诏书，以"阴谋下毒"的罪名，将王皇后和萧淑妃废为庶人，打入地牢。七天以后，李治再次下诏，将武则天立为皇后。武则天成为皇后后，直接与李治一起处理朝政大事，时称"二圣临朝"。后李治风疾发作，头晕目眩，不能处理国家大事，于是让武则天帮助他处理朝政。

作为中国历史上唯一一位真正的女皇帝，武则天的一生可谓颇受争议。而最为世人诟病的莫过于她曾经为上位而残杀亲生女，然后嫁祸给王皇后。在世人眼中，武则天的确是一位工于心计、不择手段的女人。

唐高宗李治驾崩后，作为唐中宗、唐睿宗的皇太后武则天大权在握，亲自临朝处理朝政。

天授元年（690年），武则天称帝，改国号为周，定都洛阳，称

"神都"，建立武周。她在位前后，明察善断，多权略，知人善任，开创殿试、武举及试官制度，又奖励农桑，改革吏治，重视选拔人才，使得贤才辈出。同时大肆杀害唐朝宗室，兴起"酷吏政治"。其晚年逐渐豪奢专断，渐生弊政。

神龙元年（705年），武则天病笃，宰相张柬之等发动"神龙革命"，拥立唐中宗复辟，迫使其退位。中宗恢复唐朝后，为其上尊号"则天大圣皇帝"。同年十一月，武则天于上阳宫崩逝，享年82岁，以皇后身份入葬乾陵。

武则天智略过人，兼涉文史，颇有诗才。

武则天有以下贡献：

第一，继续提倡科举，能够破格用人。武则天通过科举、自举和别人推荐，选拔了一批杰出的人才，成为武周政权的中流砥柱，如狄仁杰、姚崇、宋璟等。

第二，重视农业生产，经济快速发展。她继续推行均田制。武则天时代的手工业也在快速发展。主要表现在采矿业、铸造业和纺织业蓬勃发展。

第三，国力强盛。武则天执政的时代，继承了唐太宗的民族怀柔政策，边境稳定，国力强盛。

第四，承上启下。唐中宗懦弱惧内，睿宗无心理政，虽然改了国号，但要不是武则天及时担起政治重担，恐怕唐朝等不到"大唐盛

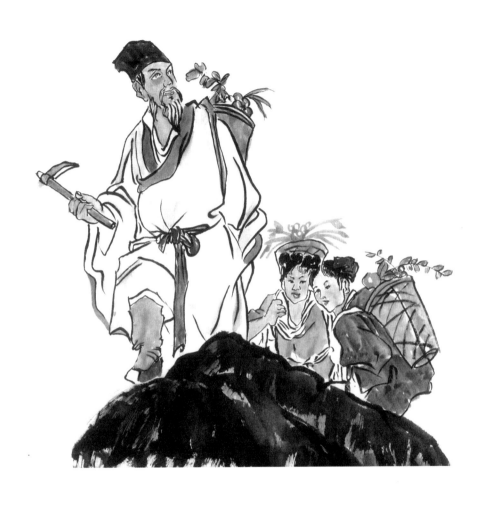

世"就会香消玉殒了，直到唐玄宗长大并能够独当一面时，才功成身退似的归天西去。是不是武则天一不小心延续了李唐的香火？

武则天天生丽质，令人叫绝的是，武周天授元年（690年），武则天已年届67岁，已经是老年人了，可容貌依然年轻美丽，原因是她长期注重养生保健与美容养颜。年轻时的武则天不但才学高超，性格开朗大方,心志高远坚毅,还长期骑马、打马球锻炼,又修习佛教禅定功夫,参禅修心。到了中年之后,她就服食延缓衰老的药物。这四个综合措施可谓内外兼修,都是保持一个人心身长葆青春的重要因素。此外,她还涂敷美容药,以保持年轻靓丽的容貌,以致她身边的人都无法看出她有什么衰老之处。《新唐书》记载:"太后虽存秋高,擅自涂泽,令左右不悟其衰。"在她去世40多年后,唐代著名医家王焘在《外台秘要》中,记载武则天长期的外涂药方——"则天大圣皇后炼益母年留颜方",其中说到,武则天每天早晚用益母草为主药炼制的美容药剂,涂擦面部与双手,能有效促进皮肤代谢,预防与化解黑斑与皱纹,使皮肤颜色光泽润滑。王焘特别记录这种药剂的功效说:"此药洗面,觉面皮手滑润,颜色光泽""经月余生血色,红鲜光泽,异于寻常;如经年用之,朝暮不绝,年四五十妇人,如十五女子。"看来武则天不但是一位雄才大略的女皇,还是一名真正的美容高手。她的养生保健措施和美容经验值得今天的女士们学习。

多才多艺唐玄宗　遇到贵妃就发疯

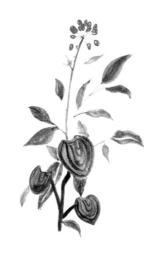

-
-
-

　　唐朝最鼎盛时期的皇帝是唐玄宗李隆基，他是唐高宗李治与武则天之孙，唐睿宗李旦第三子，故又称"李三郎"。唐玄宗在位44年，因安史之乱退位为太上皇，是唐朝在位时间最长的皇帝，亦是唐朝"开元盛世"的皇帝。

　　唐玄宗登基以后治国之道以道家清静无为思想为宗旨，提倡文教，任用贤能姚崇、宋璟、张九龄等，改革官职，整顿吏治，励精图治。政治上，提高官僚机构的办事效率，重用贤臣，修订律法。经济上，唐玄宗制订经济改革措施，打击豪门士族，减轻人民负担；打压佛教，大力发展农业；军事上唐玄宗对兵制进行改革，在边境地区大力发展屯田，扩张疆域。唐朝在东北设置了四个都督府，中国历史上首次将东北三省纳入中国版图。

　　开元年间，经过唐玄宗的励精图治，唐朝在各方面都达到了极高的水平，国力空前强盛，社会经济空前繁荣，人口大幅度增长，天宝年间唐朝人口达到八千万人。商业十分发达，国内交通四通八达，城市繁华，对外贸易十分活跃，波斯、大食商人纷至沓来，长安、洛阳、广州等大都市各种肤色、不同语言的商贾云集。

开元年间唐朝进入全盛时期，因当时年号为"开元"，史称"开元盛世"。

李隆基不仅慧眼识贤相，他还采取了很多有效措施：第一，精简机构，裁减多余官员，把武则天以来的许多无用的官员一律裁撤，不但提高了效率，也节省了政府支出；第二，确立严格的考核制度，加强对地方官吏的管理。在每年的十月，派按察使到各地巡查民情，纠举违法官吏，严惩不贷；第三，重新将谏官和史官参加宰相会议的制度予以恢复；第四，重视县令的任免。李隆基认为郡县的官员是国家治理的最前沿，和百姓直接打交道，代表了国家形象。所以，李隆基经常对县官亲自出题考核他们，确切地了解这些县官是不是真正称职。如果考试优秀，可以马上提拔，如果名不副实，也会马上罢免。李隆基知人善任，赏罚分明，办事干练果断，这是他能开创开元盛世的主要原因。

开元盛世之后，李隆基逐渐开始满足了，沉溺于享乐之中，没有了先前的励精图治精神，也没有改革时的节俭之风。

李隆基因特别宠武惠妃，当武惠妃死后，李隆基日夜寝食不安，后宫虽多美人，但没有一个能使他满意。听人说武惠妃的儿子李瑁的妃子杨玉环美貌绝伦，艳丽无双，于是不顾什么礼节，就将她召进

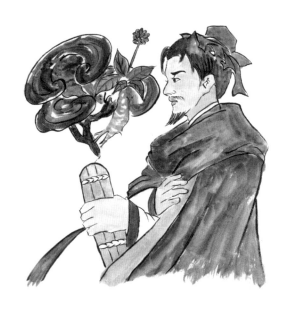

宫里。

　　唐玄宗不仅书法一极棒，他还极富音乐才华，对唐朝音乐发展有重大影响。他爱好亲自演奏琵琶、羯鼓、二胡，擅长作曲，作有《霓裳羽衣曲》《春光好》《秋风高》等百余首乐曲。他登基以后，在皇宫里设教坊，"梨园"就是专门培养演员的地方。他极有音乐天分，乐感也很灵敏，经常亲自坐镇，在梨园弟子们合奏的时候，稍微有人出一点点错，他都可以立即觉察，并给予纠正。

　　李隆基不仅是音乐家，他还特别喜欢舞蹈，因杨玉环懂音律，善舞蹈，李隆基遇到了知音杨玉环竟然忘乎所以，整日歌舞升平。诗人杜牧在诗中写道："一骑红尘妃子笑，无人知是荔枝来。"看到远远的官道上扬起一路红尘,长安宫城的士兵们赶紧依次打开宫门,楼台上杨贵妃看着飞奔入宫城的驿马展颜欢笑,没人知道这匹驿马不是来送什么重要情报的,而只是因为杨贵妃爱吃荔枝,唐玄宗专门动员国家军政驿马,从遥远的东南方为她输送荔枝。荔枝有健脾开胃、理气生津、滋阴养血、养颜防衰老的功效,只要适当食用,对补益身体有很大帮助。

唐玄宗不理朝政,上下一盘散沙,乱臣乘机叛变造反,出现了安史之乱。这是由唐朝将领安禄山与史思明背叛唐朝,争夺统治权的内战,为唐由盛而衰的转折点。这场内战持续了八年之久,使得唐朝人口大量丧失至不到五千万,国力锐减。安史之乱之后农民起义军越来越多,连年干旱,外忧内患,中央力量越来越弱,各路军阀割据土地,大唐被四分五裂。最后朱温灭了唐哀帝,定都洛阳,改国号为梁,五代十国正式开始。历时七十余年,至五代最后一个朝代后周,皇帝柴荣虽有雄才大略,可惜早死,掌握军权的赵匡胤发动陈桥兵变,上演黄袍加身,篡夺皇位,建立北宋,至此进入到宋朝。

唐代诗歌水平高　登峰造极无人超

-
-
-

　　唐朝是诗歌发展的鼎盛时期，出现了许多历史上非常有名的诗人，例如诗仙李白、诗圣杜甫、诗佛王维等，整个唐朝诞生了两千多名在历史上有名有姓的诗人和五万多首流传至今的古诗。唐诗已是登峰造极，唐之后，再无诗人能超越。

　　初唐时期最具有代表性的诗人有虞世南、文章四友（崔融、李峤、苏味道、杜审言）、初唐四杰（王勃、卢照龄、杨炯、骆宾王），还有陈子昂、张九龄等。其中虞世南的《蝉》、骆宾王的《咏鹅》、陈子昂的《登幽州台歌》、张九龄的《望月怀远》等都是脍炙人口的名篇佳作。

　　盛唐时期是唐代诗歌的鼎盛时期，除了诗仙李白、诗圣杜甫、诗佛王维外，还有著名的边塞诗人高适、王昌龄、岑参、王之涣，山水田园诗的代表人物孟浩然也是同一时期的人。

　　到了中唐时期，又出现了白居易、刘禹锡、元稹、韦应物、韩愈、柳宗元等，白居易和元稹一起倡导了新乐府运动，提出"文章合为时而著，歌诗合为事而作"的观点，代表作有《长恨歌》《琵琶行》《卖炭翁》等。

晚唐之后涌现出了李商隐、杜牧、罗隐、温庭筠、皮日休等诗人，其中李商隐和杜牧并称为"小李杜"，李商隐的代表作有《无题》《锦瑟》《夜雨寄北》等，杜牧著有《泊秦淮》《清明》《山行》等脍炙人口的诗篇。

《蝉》

唐·虞世南

垂緌饮清露，流响出疏桐。

居高声自远，非是藉秋风。

译文：

我喝的是清冽的露水，悦耳的叫声自梧桐林向外远播，声音传得远是因为我站的高，并不是借助了秋风。

《望月怀远》

唐·张九龄

海上生明月，天涯共此时。

情人怨遥夜，竟夕起相思。

灭烛怜光满，披衣觉露滋。

不堪盈手赠，还寝梦佳期。

译文：

茫茫的海上升起一轮明月，此时你我都在天涯共相望。有情之人都怨恨月夜漫长，整夜里不眠而把亲人怀想。熄灭蜡烛怜爱这满屋月光，我披衣徘徊深感夜露寒凉。不能把美好的月色捧给你，只望能够与你相见在梦乡。

《登幽州台歌》

唐·陈子昂

前不见古人，后不见来者。

念天地之悠悠，独怆然而涕下！

译文：

往前不见古代招贤的圣君，向后不见后世求才的明君。只有那苍茫天地悠悠无限，止不住满怀悲伤热泪纷纷！

药王一针救两命　大医精诚显仁心

-
-
-

　　接下来我给你们讲一讲唐朝大名医、药王孙思邈。

　　孙思邈是京兆东原（今陕西省铜川市耀州区）人，出生于南北朝，历经隋朝、唐朝，直到唐玄宗时代，活了141岁。他是我国乃至世界历史上著名的医学家和药物学家，被人们尊为"药王"。他一生致力于医药研究工作，创立脏病、腑病分类系统，在医学上有重大贡献。

　　孙思邈7岁时就能"日诵千言"，每天能背诵上千字的文章。到了20岁，他就能侃侃而谈老子、庄子的学说，并对佛家的经典著作十分精通，被人称为"圣童"。但他认为走仕途、做高官太过世故，不能随意，就多次辞谢朝廷的封赐，一心为良医。

　　有一次，孙思邈外出时，发现送葬队伍的棺木在滴血。问后得知，棺木中是一个难产而死的妇人。他弯下身子，趴在地上的血滴边，又是闻又是看，认为妇人尚未死亡的他，说服其家人打开了棺木。找准穴位后，银针一刺，妇人身躯摆动而后苏醒，一名男婴顺利诞生了。

　　一针救下两人命，孙思邈坚持的是对生命的最后挽救，更是一个

"药王"应有的担当。

一次，弟子卢照邻问了老师一个问题："名医能治愈疑难的疾病，是什么原因呢？"孙思邈的回答十分精彩，他答道："对天道变化了如指掌的人，必然可以参政于人事；对人体疾病了解透彻的人，也必须根源于天道变化的规律，天候有四季，有五行，相互更替，犹似轮转。天道之气和顺而为雨，愤怒起来便化为风，凝结而成霜雾，张扬发散就是彩虹，这是天道规律。人也相对应于四肢五脏，昼行夜寝，呼吸精气，吐故纳新。人身之气流注周身而成营气、卫气；彰显于志，则显现于气色精神；发于外则为音声，这就是人身的自然规律。阴阳之道，天人相应，人身的阴阳与自然界并没什么差别。人身的阴阳失去平衡时，人体气血上冲则发热，气血不通则生寒，气血蓄结生成瘤及赘物，气血下陷成痈疽，气血狂越奔腾就是气喘乏力，气血枯竭就会精神衰竭。各种征候都显现在外，气血的变化也表现在形貌上，天地不也是如此吗？"

孙思邈还对良医的诊病方法做了总结："胆欲大而心欲小，智欲圆而行欲方。""胆大"，是要如赳赳武夫般自信而有气质；"心小"，是要如同在薄冰上行走，在峭壁边落足一样时时小心谨慎；"智圆"，是指遇事圆活机变，不得拘泥，须有制敌机先的能力；"行方"，是指不贪名、不夺利，心中自有坦荡天地。这就是孙思邈对于良医的要求。

孙思邈是古今医德医术堪称一流的名家，尤其对医德的强调，为后世的习医、业医者传为佳话。他的名著《千金方》中，也把"大医精诚"的医德规范放在了极其重要的位置上来专门立题，重点讨论。而他本人，也是以德养性、以德养身，是德艺双馨的代表人物之一，成为历代医家和百姓尊崇倍至的伟大人物。

孙思邈被尊为药王，他却不用动物入药。他说："自古名贤治病，多贱畜贵人，至于爱命人畜一也。损彼益己，杀生求生，去生更远。吾今此方所以不用生命为药者，良由此也。"

在研究炼丹和医药学的过程中，孙思邈把硫磺、硝石、木炭混合制成粉，用来发火炼丹，这是中国现存文献中记载的最早的关于火药的配方。他在所著《丹经内伏硫磺法》一文中，记述了伏火硫磺法的制作方法。

孙思邈对针灸术也颇有研究，著有《明堂针灸图》，以针灸术作为药物的辅助疗法。他认为"良医之道，必先诊脉处方，次即针灸，内外相扶，病必当愈"，积极主张对疾病实行综合治疗。

孙思邈的著作有《千金要方》和《唐新本草》，其中《千金要方》是孙思邈在不断积累走访下完成的，而《唐新本草》是在官府的支持下完成的。孙思邈晚年把主要精力用于著书立说，据南宋文学家叶梦得的《避暑录话》所说，孙氏在一百岁才开始着手写《千金要方》30卷。后来他又集最后30年之经验，著成《千金翼方》30卷，以补《千金要方》之遗。同年，寿至141岁的一代名医孙思邈在长安与世长辞。据《旧唐书》记载，他死后，"经月余，颜貌不改，举尸就木，犹若空衣，时人异之"。

孙思邈所著的《千金要方》《千金翼方》，是中国古代中医学经典著作，被誉为中国最早的临床百科全书。该书集唐代以前诊治经验之大成，对后世医家影响极大。

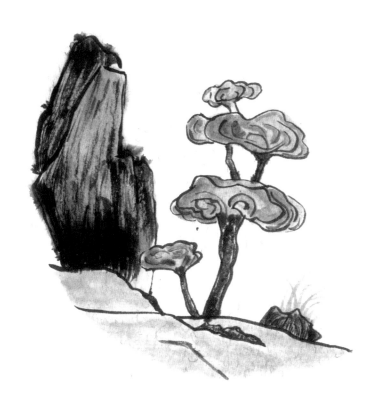

太祖杯酒释兵权　仁宗狸猫换太子

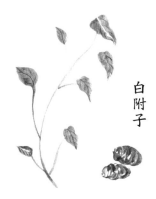

白附子

唐朝历经了289年后，又经过五代十国70多年的混战，到公元960年，后周诸将发动陈桥兵变，拥立宋州赵匡胤为帝，建立宋朝。

在大家印象中，宋朝似乎是个饱受外来侵略，国力较弱的朝代。但事实上，宋朝在商品经济、文化艺术、科学创新等方面都超越了唐朝，开创出了前所未有的高度。

宋朝分北宋和南宋两个阶段，历经319年，共历18帝。其中最为优秀的皇帝，当属以下这四位皇帝。

第一，宋太祖赵匡胤。赵匡胤一生最大的贡献和成就在于重新恢复了华夏地区的统一，结束了自唐末五代以来长达70年的割据混战局面，饱经战火之苦的民众终于有了一个和平安宁的生产生活环境。他在位16年，为社会的进步、经济的发展、文化的繁荣创造了良好的条件。

赵匡胤以一军旅武将身份夺取天下，其得国非正，却能善待旧主柴氏子孙。此外，赵匡胤心地清正，勤政爱民，严于律己，以身作则，无愧于宋朝第一圣君。

赵匡胤为了加强中央集权，同时为了避免高级将领篡夺自己的政权，他通过一次酒宴，宴请高级将领，在酒宴中发表演讲，威胁利诱双管齐下，暗示高级军官们交出兵权。结果赵匡胤酒后一席话，让将领们主动交出了兵权，没有杀一个功臣。

赵匡胤与汉高祖刘邦、明太祖朱元璋大杀功臣之举相比较，被视为宽和的典范。由于宋朝开国皇帝仁义治国，使整个宋朝319年只有外部来侵犯，几乎没有因为内部互相残杀夺权上位的。

第二，宋仁宗赵祯。赵祯是宋朝的第四位皇帝，在位41年，享年54岁。民间流传的"狸猫换太子"中的太子就是指仁宗，自古以来在包公剧中，亦以明君形象树立。仁宗知人善用，因而在位时期名臣辈出，国家安定太平，经济繁荣，科学技术和文化得到了很大的发展，被称为"仁宗盛治"。

宋仁宗在位时期，北宋文人政治文化获得较大发展，"和而不同"的庆历士风得以涵咏和张扬。

宋仁宗非常关心医疗事业，对医学传承也具有强烈意识。他认为针艾之法讲求精准，而前代古籍对穴位之描述纷繁错杂，易误导医者，故诏令王惟一主持铸造针灸铜人为范。王惟一又撰《铜人腧穴针灸图经》与之配合，由宋朝政府刻于石碑而颁行全国，为针灸发展做出了重要贡献。

仁宗时期还设立校正医书局，由当时权威医学工作者有组织地对历代重要医籍进行搜集整理、考证、校勘、推广，使诸多宋以前医书得以流传后世，对中国医学史产生了巨大影响。

宋仁宗赵祯在位期间，百姓安居乐业，经济、文化高度繁荣。此外，包拯、范仲淹、欧阳修等，一批名垂青史的大臣也都是在宋仁宗期间出现的。宋仁宗性情宽厚，不事奢华，严于律己，宽以待人，成为后世历代帝王的表率，被誉为千古第一仁君。

第三，宋神宗赵顼。赵顼是宋朝的第六位皇帝，在位期间，宋朝开启了中国历史上最波澜壮阔的"王安石变法"。虽然变法最终因守旧势力的反对而宣告失败，但宋神宗希望通过变法图强之心，从未有片刻衰减。宋神宗立志开疆扩土，在位期间亲自主持了两次大的军事行动。不过先大胜后大败的结果对宋神宗打击很大，他也因此一病不起，抑郁而死，享年38岁。

第四，宋孝宗赵昚（shèn）。赵昚是宋太祖赵匡胤七世孙、宋高宗赵构养子，是宋朝第十一位皇帝、南宋第二位皇帝。

赵昚是南宋最有作为的皇帝。他平反岳飞冤案，起用主战派人士，锐意收复中原。内政上，他加强集权，积极整顿吏治，裁汰冗官，惩治贪污，重视农业生产。赵昚在位期间，南宋政治清明、社会稳定、经济繁荣、文化昌盛，史称"乾淳之治"。

宋朝是中国历史上经济、文化、教育最繁荣的时代，达到了封建社会的巅峰。著名史学家陈寅恪说："华夏民族之文化，历数千载之演进，造极于赵宋之世。"

开封，位于豫东平原的中心，又称汴梁、汴京，为宋朝国都长达168年，历九帝，是当时著名的文化、经济、艺术、政治中心，其繁荣程度，后世难以企及，还是中国最早有犹太人定居的城市。

寻寻觅觅李清照　人生如梦苏东坡

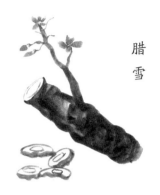

腊雪

-
-
-

唐朝的诗，登峰造极。宋代的词，无与伦比。

《声声慢·寻寻觅觅》

宋·李清照

寻寻觅觅，冷冷清清，凄凄惨惨戚戚。

乍暖还寒时候，最难将息。

三杯两盏淡酒，怎敌他晚来风急！

雁过也，正伤心，却是旧时相识。

满地黄花堆积，憔悴损，如今有谁堪摘？

守着窗儿独自，怎生得黑。

梧桐更兼细雨，到黄昏点点滴滴。

这次第，怎一个愁字了得。

《念奴娇·赤壁怀古》

宋·苏轼

大江东去，浪淘尽，千古风流人物。

故垒西边，人道是，三国周郎赤壁。

乱石穿空，惊涛拍岸，卷起千堆雪。

江山如画，一时多少豪杰。

遥想公瑾当年，小乔初嫁了，雄姿英发。

羽扇纶巾，谈笑间，樯橹灰飞烟灭。

故国神游，多情应笑我，早生华发。

人生如梦，一尊还酹江月。

《水调歌头·明月几时有》

宋·苏轼

明月几时有，把酒问青天。不知天上宫阙，今夕是何年？

我欲乘风归去，又恐琼楼玉宇，高处不胜寒。

起舞弄清影，何似在人间。转朱阁，低绮户，照无眠。

不应有恨，何事长向别时圆。人有悲欢离合，月有阴晴圆缺，此事古

难全。但愿人长久，千里共婵娟。

《一剪梅》

宋·李清照

红藕香残玉簟秋。轻解罗裳，独上兰舟。

云中谁寄锦书来，雁字回时，月满西楼。

花自飘零水自流。一种相思，两处闲愁。

此情无计可消除，才下眉头，却上心头。

《如梦令·常记溪亭日暮》

宋·李清照

常记溪亭日暮，沉醉不知归路。

兴尽晚回舟，误入藕花深处。

争渡，争渡，惊起一滩鸥鹭。

《如梦令·昨夜雨疏风骤》

宋·李清照

昨夜雨疏风骤，浓睡不消残酒。

试问卷帘人，却道海棠依旧。

知否，知否？应是绿肥红瘦。

《青玉案·元夕》

宋·辛弃疾

东风夜放花千树。

更吹落，星如雨。

宝马雕车香满路。

凤箫声动，玉壶光转，一夜鱼龙舞。

蛾儿雪柳黄金缕。

笑语盈盈暗香去。

众里寻他千百度。

蓦然回首，那人却在，灯火阑珊处。

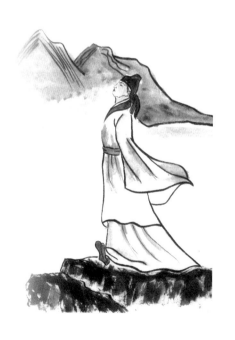

儿科鼻祖话钱乙　六味地黄创奇迹

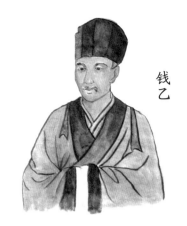

钱乙

　　宋朝大名医钱乙，为东平郓州（今山东东平县）人，是中国医学史上第一个著名儿科专家。他撰写的《小儿药证直诀》，是中国现存的第一部儿科专著。该书第一次系统地总结了对小儿的辨证施治法，使儿科自此发展成为独立的一门学科。后人视《小儿药证直诀》为儿科的经典著作，把钱乙尊称为"儿科之圣""幼科之鼻祖"。

　　钱乙的主要贡献有以下三个方面：

　　第一，保养养生法。钱乙曾说过："欲得小儿安，常要三分饥与寒。"就是说，小儿脏腑娇嫩，消化吸收功能还不健全，不要吃饱了，保持七分饱，脏腑就不容易受损。孩子不愿意吃饭，不必追着喂饭，孩子饿了，自然有吃的意愿。小儿元阳充足，天性好动，如果衣服过暖，容易出汗受凉，导致伤风感冒，因此，让小儿处于"七分暖"的环境中，不容易患咳嗽、哮喘等病。

　　精美之物或喜食之品不宜食之过多，因为偏食使人体对各种营养成分摄入不足,使人瘦弱。同时,食之太过会造成病患或过胖。

第二,通过面部诊病。古代医家称小儿科叫"哑科",认为治小儿病最难。因幼小儿童还不能语言,即使能语言的儿童,亦往往词不达意。钱乙通过40余年的医疗实践,总结出了小儿的生理特点,并逐步摸索出一整套诊治方法。钱乙在实践中认识到小儿的生理特点:"脏腑柔弱"、"五脏六腑,成而未全,全而未壮",其病理特征为"易虚易实,易寒易热"。在诊断上,他主张从面部和眼部诊察小儿的五脏疾病,增加了"面上证"与"目内证"两种特殊的观察方法。比如,他认为面部"左腮为肝,右腮为肺,额上为心,鼻为脾,颏为肾",可以从这几部分的颜色变化上判断孩子的病症;而观察眼内"赤者,心热。淡红者,心虚热。青者,肝热。黄者,脾热。无精光者,肾虚"。在处方用药方面,力戒妄攻、误下与峻补,主张"柔润"的原则。

第三,善于化裁古方,创制新方。如他首创的六味地黄丸,由熟地黄、山药、山茱萸、茯苓、泽泻、丹皮六种药材组成,原是张仲景《金匮要略》所载的崔氏八味丸,即八味肾气丸去桂枝、附子的加减化裁,作六味地黄丸,用来当作儿科补药。这对后世倡导养阴者起了一定的启发作用。因此,有人认为钱乙是开辟滋阴派的先驱。六味地黄丸一直用到现在依然是滋阴佳品。

此外,钱乙还创制了许多有效的方剂,如痘疹初起的升麻葛根汤;治小儿心热的导赤散,由生地黄、甘草、木通组成;治小儿肺盛气急喘嗽的泻白散，即泻肺散，由桑白皮、地骨皮、生甘草组成；治肝肾阴虚、目鸣、囟门不合的地黄丸；治脾胃虚寒、消化不良的异功散；治肺寒咳嗽的百部丸，治疗寄生虫病的安虫散、使君子丸等等，迄今还是临床常用的名方。

　　钱乙对小儿科作了40年的深入钻研，他摸清了小儿病诊治的规律，积累了丰富的临证经验，著有《伤寒论指微》五卷。现存《小儿药证直诀》，最早记载了辨认麻疹法和记百日咳的证治；也是最早从皮疹的特征来鉴别天花、麻疹和水痘；记述了多种初生疾病和小儿发育营养障碍疾患，以及多种著名有效的方剂；钱乙还创立了我国最早的儿科病历。此书为历代中医所重视，列为研究儿科必读之书。它不仅是我国现存最早的系统完整的儿科专著，而且也是世界上最早的儿科专著。

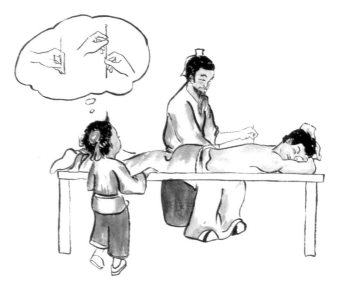

针灸铜人王惟造　经络穴位有参照

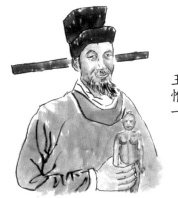

王惟一

王惟一，又名王惟，曾任太医局翰林医官、朝散大夫、殿中省尚药奉御等职。王惟一不仅制造了针灸铜人，还编撰了针灸著作《铜人腧穴针灸图经》一书。

针灸铜人又称"天圣铜人"，是用精铜铸造而成的针灸模型，工艺精巧，体型与正常成年男子相同，外壳由前后两件构成，内置脏腑，表面刻有人体手三阳、足三阳、手三阴、足三阴和任脉、督脉等14条经脉和365个腧穴。穴孔与身体内部相通，可供教学和考核用。这种精密直观的教学模型是实物形象教学法的重大发明，对针灸学的发展有着深远的影响。针灸铜人共有两具，一具置于汴梁（今河南开封）翰林医官院，另一具则存放于大相国寺仁济殿。南宋时，其中一具铜人不明去向。明代正统八年（1443年），鉴于铜人的经络、腧穴已模糊不清，难以辨认，明英宗朱祁镇遂命能工巧匠进行复制。此后，宋代针灸铜人这一珍贵的医学文物便失于记载，下落不明。

针灸铜人的制成，使经穴教学更为标准化、形象化、直观化，很快针灸铜人就成为针灸教学的模型,对于指导太医局里的学生学习针灸经络穴位非常实用。

　　有了针灸铜人,学生在进行针灸考试时,通过针灸铜人进行实际操作的考查,也能使学生的学习水平得到更真实的体现。铜人扎针灸考试的方法非常科学,考试前会将铜人的表面涂上蜡,用来遮盖铜人上刻的穴位、经络说明,穴位上的针孔也被黄蜡堵塞,铜人体腔内还要注入水银或水。学生考试时,根据考官的出题,用针扎向铜人的穴位,如果针刺的部位不准确,针就不能扎进铜人体内;如果取穴正确,正好扎在被堵上的铜人穴位点,那么针很快就能刺进去,并刺到体腔内,这样拔针之后,水银或水就会从针孔中射出。学生对于穴位掌握得是否准确,可以非常明显地考查出来,而且标准统一,对于针灸教学是一个极大的促进。

　　针灸铜人铸成后,颇受人注目,宋金战

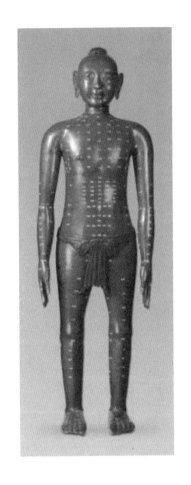

争时，金人曾以索取针灸铜人作为一项议和的条件，可见针灸铜人的重要性。

　　明清两代，公私铸造铜人很多。现存于世的，大多是明清两代所造，包括流传于国外的。日本帝室博物馆藏有一具大型铜人模型，有人认为这就是宋铜人。但是，据看到过这具铜人的人描述，这具铜人为"二个断片缀合组成"，而不是"背面二器相合，浑然全身"，故不能"中实以汞"。其腧穴名称是用鎏金书写的，而不是镶嵌"错金而书穴名于旁"。据此，可以断定日本帝室博物馆所藏的这具铜人，绝非宋铜人。

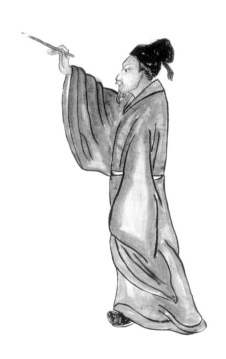

人生自古谁无死　留取丹心照汗青

-
-
-

　　宋朝最后一个皇帝叫赵昺（bǐng），即宋怀宗，六岁继位。第二年（1279年）3月19日，宋与元军在崖山（今新会崖门）展开决战，宋军被元军击败，元军随后包围崖山。左丞相陆秀夫担心赵昺被元军截获，拒绝突围，他知道君臣都难以脱身了，就连忙跨上自己的座船，仗剑驱使自己的妻子投海自尽。然后换上朝服回到大船礼拜赵昺，哭着说："陛下，国事一败涂地，陛下理应为国殉身。德祐皇帝（恭帝）当年被掳北上，已经使国家遭受了极大的耻辱，陛下万万不能再重蹈覆辙了。"赵昺吓得哭作一团。陆秀夫说完，将黄金国玺系在腰间，背起7岁的赵昺奋身跃入大海，以身殉国。其他船上的大臣、宫眷、将士们听到这个噩耗，顿时哭声震天，近十万人纷纷投海殉国。宋朝覆灭。

　　右丞相文天祥，吉州庐陵（今江西省吉安市青原区富田镇）人，南宋末年政治家、文学家，抗元名臣，民族英雄。他与陆秀夫、张世杰并称为"宋末三杰"。

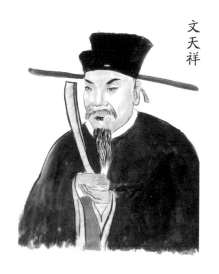

文天祥

　　文天祥在江西与元军作战，终因势孤力单，败退广东。祥兴元年，在五坡岭被俘，再被押解至元大都，囚禁达三年之久，屡经威逼利诱，誓死不屈。于1283年1月，文天祥从容就义，终年47岁。

　　文天祥在狱中曾收到女儿柳娘的来信，得知妻子和两个女儿都在元朝宫中为奴，过着囚徒般的生活。文天祥明白，只要他投降，家人即可团聚。但文天祥不愿因妻子和女儿而丧失气节。他在写给自己妹妹的信中说："收柳女信，痛割肠胃。人谁无妻儿骨肉之情？但今日事到这里，于义当死，乃是命也。奈何？奈何！……可令柳女、环女做好人，爹爹管不得。泪下哽咽哽咽。"

　　文天祥被押解到菜市口刑场的那天，监斩官问他："丞相还有甚么话要说？回奏还能免死。"文天祥喝道："死就死，还有甚么可说的！"他又问监斩官："哪边是南方？"有人给他指了方向，文天祥向南方跪拜，说："我的事情完结了，心中无愧了。"

《过零丁洋》

宋·文天祥

辛苦遭逢起一经，干戈寥落四周星。

山河破碎风飘絮，身世浮沉雨打萍。

惶恐滩头说惶恐，零丁洋里叹零丁。

人生自古谁无死？留取丹心照汗青。

译文：

回想我早年由科举入仕，历尽辛苦，从率领义军抗击元兵以来，经过了四年的艰苦岁月。祖国的大好河山在敌人的侵略下支离破碎，就像狂风吹卷着柳絮零落飘散。自己的身世遭遇也动荡不安，就像暴雨打击下的浮萍颠簸浮沉。想到之前兵败江西，（自己）从惶恐滩头撤离的情景，那险恶的激流、严峻的形势，至今还让人惶恐心惊。想到去年五岭坡全军覆没，身陷敌手，如今在浩瀚的零丁洋中，只能悲叹自己的孤苦伶仃。自古人生在世，谁没有一死呢？为国捐躯，死得其所，（让我）留下这颗赤诚之心光照青史吧！

成吉思汗名远扬　建立元朝忽必烈

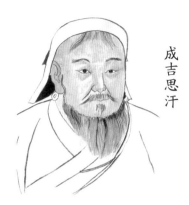

成吉思汗

-
-
-

　　元朝的创建者是孛儿只斤·铁木真，尊号"成吉思汗"，蒙古族乞颜部人。他是大蒙古国皇帝（1206年—1227年在位），世界史上杰出的军事家、政治家。

　　铁木真于1189年被推举为蒙古乞颜部可汗，随后经过一系列战争，统一蒙古诸部。1206年春，在斡难河源即皇帝位，建立大蒙古国。之后，他实行千户制，建立护卫军，颁布了《成吉思汗法典》。他多次发动对外战争，征服地区自东亚的金朝、西夏外，西达中亚、东欧的黑海海滨。1227年，铁木真兴兵征伐西夏，途中染病，于西夏投降前夕逝世，终年66岁。

　　成吉思汗和忽必烈是爷孙关系，成吉思汗的儿子托雷是忽必烈的父亲。成吉思汗为元朝建立打下坚实的基础，而忽必烈是元朝的开国皇帝，他把大蒙古国变成大元，追谥爷爷成吉思汗为元太祖和圣武皇帝。

　　成吉思汗晚年留下遗嘱，令其子联宋灭金，在他去世后，托雷和窝阔台两兄弟遵照父亲的嘱托，消灭大金，大蒙古国取得了胜利。忽必烈作为成吉思汗的孙子，托雷的第四子，他也是在战争中长大的孩子，蒙哥病逝后，忽必烈在诸王的拥护下继承汗位。1271年，忽必烈建立大元朝，然后大举进攻宋朝，最后实现了全国统一。

据说忽必烈在看了《周易》中的"大哉乾元，万物资始"这句话后，将自己建立的政权定名为"元"，这说明忽必烈被汉化程度之深。但元朝只有97年的历史，并没有像忽必烈希望的那样"与天同寿，泽被万世"，然而不可否认的是，在元朝短暂的生命历程中还是给中国历史做出了巨大贡献：

第一，对中国领土的贡献。自唐代灭亡之后，迎来了混乱的五代十国，之后则是宋、辽、金、西夏、吐蕃、大理之间的并存。宋朝虽继承华夏正统，但其疆域从来没有达到像汉唐一样的辉煌。而元朝的出现，结束了这种近360年的分裂割据局面。元朝疆域大大超越了以往任何一个朝代，基本奠定了现在中国的版图。更重要的是，西藏在元朝时第一次正式纳入中国版图。

第二，中央集权的同时进行有效的行政管理。元朝当时全国共分设11个行省，元朝行省制，是对秦汉以来的郡县制的发展，对后来的省市县的三级行政区划带来深远影响，使帝国中央在中央集权的同时也能对地方进行有效管理。

第三，经济上的发展。元朝经济上大体以农业为主，其整体生产力虽不如宋朝，但在西征、灭金灭宋的战争中，俘虏了大批手工业者，都集中到官营手工业局、院。元朝统一后，手工业局、院遍布全国各地。这些官营的手工业场所规模较大，分工较细，能工巧匠较多，因而生产有了很大发展。元朝的海上贸易远超唐宋。这些使得它成为当时相当富裕的国家。

第四，促进民族融合交流。汉族与少数民族长期杂居，互通婚姻。进入中原的契丹人、女真人以及其他色目人，与汉人逐渐融合为一体，蒙古人也逐渐汉化。尽管汉人在元朝地位较为低下，但各少数民族还是深受汉文化的影响，汉化非常明显。

第五，交通发达，对外交流十分活跃。元朝注重发展漕运和海运。元灭南宋后，为了使南方粮食能运到北方，开辟了南北海运线。

隋朝时开凿的大运河在宋、金时已不通畅，元世祖忽必烈对运河进行了疏浚与整修，分别开挖了济州河、会通河、通惠河。自此元代运河航线不必绕道洛阳，全程缩短了约900里，对于加强南北经济文化交流和巩固国家统一发挥了巨大作用。

元朝是中外交流、经济文化交流十分活跃的时期。陆路可以通达波斯、叙利亚、俄罗斯和欧洲其他国家。海路通日本、朝鲜、东南亚、印度、波斯湾，以至非洲各地。各国旅行家在元代来往频繁，《马可波罗游记》成为欧洲人了解中国及亚洲的重要来源，对后来的地理大发现起到了一定的促进作用。

第六，文化上，元朝在民族文化上尊重各民族的文化和宗教，并鼓励国内各民族进行文化交流和融合。元朝还包容和接纳欧洲文化和伊斯兰文化，甚至允许欧洲人在元朝做官和通婚。

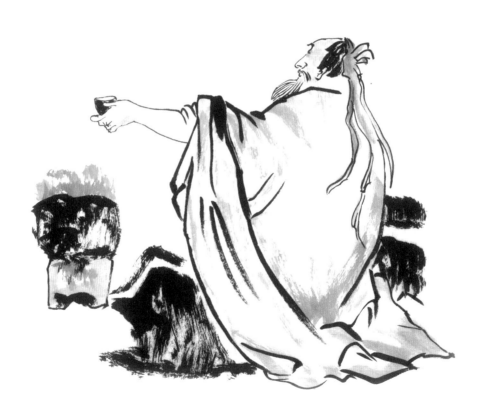

名医金元四大家　各有所长显神通

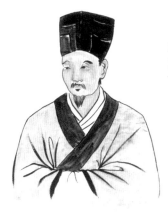

刘完素

金元四大家之一：刘完素（刘河间）

刘完素，字守真，自号通元处士（约1110—1209），是金时的河间人，后人又称他"刘河间"。他是当时名声显赫的医家，是中医历史上著名的"寒凉派"创始人。在理法上，他十分强调"火热"之邪治病的重大危害，因此，后世称其学说为"火热论"；治疗上，他主张用清凉解毒的方剂，故后世也称他作"寒凉派"。

刘完素生活在宋末金初，当时，中国的医学发展经过了盛唐时的辉煌成就和宋代的普及之后，形成了很多的学术派别。各派学术思想百花齐放，是医学史上的诸"医"百家的时期。所谓"金元四大家"，就是当时最为成熟，也是最具代表性的四大医学学派。

刘完素生活的河间地区，正是金人进攻中原时的主要战场之一。当时天灾横行，疫病蔓延，疾病横生，而当时因为沿袭宋时的用药习惯，人们仍然使用《太平惠民和剂局方》中的药物治病。当时的医生，也都习惯性地使用书中的药物，就很少能自己进行辨证处方，但是那些药物对于当时的疾病治疗效果却不好。刘完素医术高超,他仔细研究《黄帝内经》中关于热病的论述,提出了使用寒凉的药物来治疗当时横行肆虐的传染性热病的主张,结果疗效非常惊人。

他认为处方用药,要因人而异,应视病人的身体状况、所处的环境和疾病的实际情况来选择用药,不可一成不变。他也极不满意于当时朝廷要求使用《局方》,又不可随意加减的规定,坚持辨证施治,酌情发挥。他家门前车水马龙,挤满了远道而来的发热患者,甚至一些昏迷的病人是被抬来的,让他扎上几针,服几剂他开的药以后,竟然奇迹般地恢复了健康。有时他还送医送药给贫困的病人。

刘完素名声很大,传到了金朝廷中,金章宗为了笼络人心,请他到朝中为官,几次都被拒绝了。朝廷无奈,便赐给了他一个"高尚先生"的名号。

刘完素主要以《黄帝内经》为学术基础,他精研医理,把《黄帝内经》中关于火热病致病原因的内容选摘出来,加以阐释,这就是著名的《病机十九条》。他还提出了"六气皆从火化"的观点,认为"风、寒、暑、湿、燥、火"六气都可以化生火热病邪。治病,尤其是治疗热性病的时候必须先明此理,才能处方用药。他所创方剂凉隔散、防风通圣散、天水散、双解散等,都是效验颇佳的著名方剂,至今仍被广泛应用着。对于《黄帝内经》中的"五运六气",他也有着精辟的研究和独到的见解,并十分善于运用五运六气的方法来看病。他认为没有一成不变的气运，也就没有一成不变的疾病，因此，医生在处方用药的时候必须灵活机变，具体分析才能对症下药。

金元四大家之二：李杲（李东垣）

李杲，字明之，真定（今河北省正定）人，晚年自号东垣老人，生于1180年，卒于1251年。他是中医"脾胃学说"的创始人，他十分强调脾胃在人身的重要作用，因为在五行当中，脾胃属于中央土，因此他的学说也被称作"补土派"。

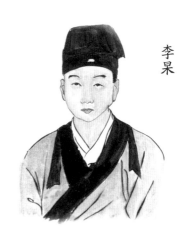

李杲

据《元史》记载，"杲幼岁好医药"。李杲的父亲通过自己的关系让他进纳得官，大约在30多岁时，李杲按照金朝的制度向官府交钱买了个官位，做了济原（今河南境内）的税务官。在此期间，流行一种俗称"大头天行"的疾病，即一种以头面红肿、咽喉不利为主症的传染病。当时的医生查遍医书也找不到古人对此病的论述，多用泻剂治疗，但均不获效，而一泻再泻往往使病人一个接一个地死去。尽管这样，医生并不认为是误治之过，病人家属对此也无异议。唯有李杲觉得病人死得冤枉，于是他废寝忘食地研究本病，从症状到病因反复探讨。他废寝忘食，顺着河水，去找水源，探求病变的现象与根源，终于制定出方剂。给病人服食后，见到了收效，他特意把方剂刻在了木板上，悬挂在人群聚集的地方。而采用了这种方药的人，没有不见效的。当时百姓以为此方为仙人所传，把它刻于石碑之上。

此后不久，李杲为躲避元军侵扰，弃官迁居汴梁（今河南省开封）。居汴梁期间，他常为公卿大夫诊治疾病，疗效非常显著，名声为之大振。从中原北返后，寄居鲁北东平、聊城一带，以医为业达六年。1244年，64岁的李杲回到家乡真定，临床之余，将多年经验体会著书立说，创立了以"内伤脾胃"学说为主体的理论体系。

另外，当时适值元兵南下，战乱频繁，人民在饥饿、惊慌、忧愁中生活，大多数人起居饮食没有规律，也很容易伤脾胃。鉴于此，他认为只读古方是不够的，必须面对新的社会现实，分析病人的特点来研究方药，这些也是他建立脾胃学说的社会条件。

金元四大家之三：张从正（张子和）

张从正，字子和，号戴人（1156-1228），睢（suī）州考城人，是金代的著名医家，兴定年间（1217-1222）曾被召为太医，但不久就辞退了。他在民间行医多年，与刘完素是同时代的人，但年龄较小。

在学术上，他精于《黄帝内经》《难经》《伤寒论》，同时也提出了"古方不能尽愈今病"的著名论点。张从正对于疾病的认识有独到见解，他认为治病应着重祛邪，祛邪就是补正，不能因害怕使用攻下药而一味用补,因而创立了独特的"汗、吐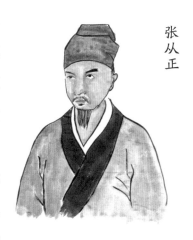下"攻下法,并能运用自如,治好病人无数所谓的"汗、吐、下"三法,并非单纯的发汗、呕吐、泄下三种具体治法,而是分别代表着三类驱邪外出的途径。汗法,是指用药发汗,以及用针灸、洗熏、熨络、推拿、体操、气功等方法达到祛除表邪的目的;吐法,不单是指催吐,凡豁痰、引涎、催泪、喷

嚏等上行的治疗方法都属此类;下法,不单指泄下,其他像行气、通经、消积、利水等能够驱除里邪的方法亦尽属此类。因此,张从正归纳的"汗、吐、下"祛邪法,实际上是中医理论中"扶正祛邪"法中以祛邪为主的这部分内容。而他认为先祛邪,才能扶正,邪去则正自安,对于实证阳证,这种方法也是非常奏效的。

　　他还主张治疗以食补为主,并反对乱用温热药物峻补的方法。可以说,张从正的理论是在刘完素的"火热论"基础上发展演化而来的。人体诸邪皆易化火,一味地温通峻补只能使人体的痰热实邪壅滞,引发更多的疾病。这种论点,实际上是针对当时社会上的不良医学风气而言的。而张从正本人也十分重视辨证论治,并非见病即攻,在治疗过程中也一定要视病人的具体情况,选择适当的治疗方法。尤其是年岁较高的老人、身体羸弱的儿童,都是他强调不可乱攻的

对象。

金元四大家之四：朱震亨（朱丹溪）

朱震亨，字彦修（1281－1358），元代著名医学家，婺州义乌（今浙江义乌）人，因其故居有条美丽的小溪，名"丹溪"，学者遂尊之为"丹溪翁"或"丹溪先生"。

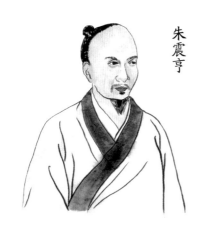

朱震亨医术高明，临证治疗效如桴鼓，多有服药即愈不必复诊之例，故时人又誉之为"朱一贴"、"朱半仙"。他先习儒学，后改医道，在研习《素问》《难经》等经典著作的基础上，访求名医，受业于刘完素的再传弟子罗知悌，成为融诸家之长为一体的一代名医。朱震亨以为三家所论，于泻火、攻邪、补中益气诸法之外，尚嫌未备滋阴大法。他力倡"阳常有余，阴常不足"之说，创"阴虚相火病机"学说，阐明人体阴气、元精之重要，被后世称为"滋阴派"的创始人。朱震亨与刘完素、张从正、李杲并列为"金元四大家"，在中国医学史上占有重要地位。

朱丹溪的医学成就，主要是"相火论"、"阳有余阴不足论"，并在此基础上，确立"滋阴降火"的治则，倡导滋阴学说及撰写《局方发挥》一书，对杂病创气、血、痰、郁的辨证施治。其他，如恶寒非寒、恶热非热之论，养老、慈幼、茹淡、节饮食、节情欲等论，大都从养阴出发，均对后世有深远的影响。

丹溪学说，不仅在国内影响深远，而且在 15 世纪时，由日本人月湖和田代三喜等传入日本，日本又成立"丹溪学社"，进行研究和推广。

北京故宫明朝建　郑和七次下西洋

-
-
-

　　元朝是个短暂的朝代，只维持了98年。

　　1260年，忽必烈即汗位，元朝先后消灭金朝、西夏、大理等政权。1276年，元朝攻占临安，南宋覆亡。1279年，元朝完全统一中国，疆域空前辽阔。元朝后期统治腐败，宰相专权，内乱频发，赋税非常重，民族矛盾日益加深，导致大规模的农民起义。

　　1368年，朱元璋领导农民军攻占南京，元朝覆亡，明朝成立。

　　明朝第一个开国皇帝就是明太祖朱元璋。朱元璋，今安徽凤阳人，汉族，字国瑞，原名重八，参加郭子兴军后改为现名朱元璋。

　　朱元璋幼时贫穷，曾为地主放牛。17岁入皇觉寺当和尚，25岁时参加郭子兴领导的红巾军起义反抗元朝。他从士兵到将军，一路奋不顾身，身先士卒，英勇善战，带领起义军推翻元朝统治。洪武元年（1368年）初，在应天府称帝，国号大明，年号洪武。当年秋攻占大都（今北京），结束了元朝在全国的统治。又平定西南、西北、辽东等地，最终统一全国。

朱元璋出身贫苦，曾经受过贪官污吏的敲诈勒索，又鉴于元朝的政治混乱，故以猛治国。他即位后在全国掀起了"反贪官"运动，矛头直指中央到地方的各级贪官污吏。

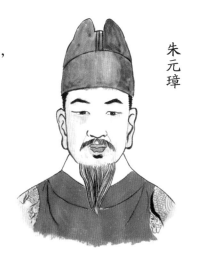

朱元璋

首先，对贪污六十两银子以上的官员格杀勿论。从地方县、府到中央六部和中书省，只要是贪污，不管涉及谁，决不心慈手软，一查到底。

其次，明初的中书省下属吏、户、礼、兵、刑、工六部中，由于大量留用元朝的旧官吏，以及一些造反起家的功臣，他们有恃无恐，贪赃枉法，朱元璋对这些官员进行惩处。

第三，朱元璋利用残酷刑法处置贪官，采取"剥皮揎草"、挑筋、断指、断手、削膝盖等酷刑。这种举措震慑了一批官员，使他们的行为大为收敛。

第四，朱元璋对自己培养的官员决不姑息迁就。为了培养和提拔新力量，朱元璋专门成立了培养人才的国子监，为没有入仕的年轻读书人提供升迁机会。他对这些新科进士和监生厚爱有加，还经常教育他们要尽忠至公，不为私利所动。

第五，朱元璋制定整肃贪污的纲领《大诰》和《醒贪简要录》。

《大诰》一书是他亲自审讯和判决的一些贪污案例成果的记录，书中还阐述了他对贪官的态度、办案方法和处置手段等内容。朱元璋下令全国广泛宣传这本书，他还叫人节选抄录贴在路边显眼处和凉亭内，让官员读后自律，让百姓学后对付贪官。

第六，允许民间百姓上访。明朝允许百姓扭送不法官吏。如果官吏在征收税粮以及摊派差役作弊曲法，百姓可以向上级官吏举报，也可以直接扭送。不仅如此，对于应当接访而没有接访处理的上级官员，亦要依法论处。

此外，朱元璋在午门外特设"鸣冤鼓"，民间百姓若有冤情在地方讨不回公道，可上京击鼓直接告御状。

朱元璋在位31年，先后发起六次大规模肃贪，杀掉贪官污吏15万人。他"杀尽贪官"运动贯穿始终未减弱，但贪官现象始终未根除。

朱元璋是中国历史上最勤政的皇帝之一，他从来不给自己减少工作量。从登基到去世，他几乎没有休息过一天。他在遗诏中说："三十有一年，忧危积心，日勤不怠。"

明朝，从1368年至1644年，前后276年，在上下五千年的历史长河中，明太祖朱元璋等十六朝皇帝通过努力，创造了中华民族历史上很多辉煌成果，涌现了许多功勋卓著的文臣武将，至今我们仍然受到其深远影响，让我们作为华夏子孙倍感自豪。

明朝的主要贡献有以下：

1. 北京故宫

北京故宫于明成祖永乐四年（1406年）开始建设，以南京故宫为蓝本营建，到永乐十八年（1420年）建成，共修了14年。它是一座长方形城池，南北长961米，东西宽753米，四面围有高10米的城墙，城外有宽52米的护城河。紫禁城内的建筑分为外朝和内廷两部分。外朝的中心为太和殿、中和殿、保和殿，统称三大殿，是国家举行盛大典礼的地方。内廷的中心是乾清宫、交泰殿、坤宁宫，统称后三宫，是皇帝和皇后居住的正宫。

2.《永乐大典》

《永乐大典》是明永乐年间由明成祖朱棣先后命解缙、姚广孝等主持编纂的一部集中国古代典籍于大成的类书，初名《文献大成》，后明成祖亲自撰写序言并赐名《永乐大典》。全书22,877卷，约3.7亿字。

《永乐大典》正本尚未确定是否存在永陵，但副本却惨遭浩劫，大多毁于火灾和战乱，也有相当一部分被后人以修书之名窃走，现今仅存800余卷，且散落于世界各地。《永乐大典》内容包括经、史、子、集、天文地理、阴阳医术、占卜、释藏道经、戏剧、工艺、农艺等，涵盖了中华民族数千年来的知识财富。《不列颠百科全书》在"百科全书"条目中称中国明代类书《永乐大典》为"世界有史以来最大的百科全书",该书已经成为中国文化的一个重要符号。

3.《大明混一图》

《大明混一图》属行政区域图,成图年代为明洪武二十二年(1389年),彩绘绢本。这幅明代世界地图,以大明王朝版图为中心,东起日本,西达欧洲,南括爪哇,北至蒙古,是我国目前已知尺寸最大、年代最久远、保存最完好的古代世界地图。

清初,将图内全部汉字地名按等级贴以大小不同的满文标签。方位为上北下南,未标比例尺,全图近4米见方,该图描绘了明王朝各级治所、山脉、河流的相对位置,镇寨堡驿、渠塘堰井、湖泊泽地、边地岛屿以及古遗址、古河道等共计1000余处。在明朝域外地区,尤以欧非地区描绘最详,是一巨幅明王朝及其邻近地区全图。

4. 郑和下西洋

公元1405年之后的28年间,郑和七次奉旨率船队远航西洋,航线从西太平洋穿越印度洋,曾到达过爪哇、苏门答腊、苏禄、彭亨、真腊、古里、暹罗、阿丹、天方、左法尔、忽鲁谟斯、木骨都束等三十多个国家或地区,最后到达西亚和非洲东岸,开辟了贯通太平洋西部与印度洋等大洋的航线。这一系列航行比哥伦布发现美洲大陆早87年,比达·伽马早92年,比麦哲伦早114年。当时明朝在航海技术、船队规模、航程之远、持续时间、涉及领域等均领先于同一时期的西方,创造了世界航海史的奇迹。总而言之,郑和下西洋的船队是一支规模庞大的船队，其船舶技术之先进，航程之长，影响之巨，船只吨位之大，航海人员之众，组织配备之严密，航海技术之先进，在当时的世界上，都是罕有其匹的。他们的航海成就显然丝毫不比西方人逊色，甚至在航海时间、船队规模以及航海技术诸方面，均是哥伦布等人的航海活动所望尘莫及的。

当年郑和舰队的每艘船舰基本上都有专门装载淡水的舱室，舰队中还配置有专载淡水的"水船"，以充足的淡水储备和饮水卫生来确保舰队的顺利远航。凡到瘴气弥漫和花柳病流行的岛屿和地区，郑和都禁止船员随便登陆。

远航舰队还配备"医官医士一百八十余名"，并动员太医院的医官来"主一舶之疾病"，平均每艘船配备医官二到三名。更了不起的是，郑和还带着一批善辨草药的专职药工，专门对西洋诸国贸易药材进行鉴定，进而把犀角、羚羊角、阿魏、乳香、丁香、木香、芦荟、木鳖子、苏合油、琥珀、苏木、砂仁、海红、外骨脂、安息香、龙涎香、降真香、紫檀香、迷迷香、伽兰香、苏合香、笃耨香、波罗蜜、阿勃勒、诃黎勒等中国没有的，源于外国异域的药材，带回大明王朝，融合入中医中药的体系中。李时珍的《本草纲目》载药1892种，属外国产的药竟达118种之多，以波斯国为最，有24种，其余药材分别产自南番、西番、西戎、羌、西国、大秦国、九真国、真腊国、拂林国、大宛国、苏合国、安南国、天竺国、婆律国、罗刹国、新罗国、伽古罗国、东海、南海、西海、海迹国等国家。郑和七下西洋，引进外国外族的药材，为中华民族医药学的发展，做出了无可比拟的巨大贡献。

阳明心学《传习录》 知行合一致良知

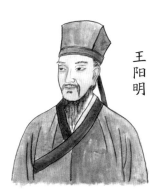

王阳明

·
·
·

明朝著名的军事家、心学家王守仁（1472—1528），号阳明，浙江余姚人，是中国历史上罕见的全能大儒。其学说《传习录》，世称"阳明心学"，在中国、日本、朝鲜半岛以及东南亚国家都有重要而深远的影响。

王守仁（心学集大成者）与孔子（儒学创始人）、孟子（儒学集大成者）、朱熹（理学集大成者）并称为孔、孟、朱、王。

王守仁的父亲王华对儿子家教极严，王守仁少年时学文习武，十分刻苦，但非常喜欢下棋，往往为此耽误功课。其父虽屡次责备，他仍屡教不改，父亲一气之下，就把他的象棋投落河中。王守仁心受震动，顿时有所感悟，当即写了一首诗寄托自己的志向：

象棋终日乐悠悠，苦被严亲一旦丢。

兵卒坠河皆不救，将军溺水一齐休。

马行千里随波去，象入三川逐浪游。

炮响一声天地震，忽然惊起卧龙愁。

　　王守仁以诸葛亮自喻，决心要做一番事业。此后他刻苦学习，学业大进，骑、射、兵法，日趋精通。明弘治十二年（1499年）考取进士，授兵部主事。当时，朝廷上下都知道他是博学之士，但提督军务的太监张忠认为王守仁以文士授兵部主事，便蔑视守仁。一次竟强令王守仁当众射箭，想以此出丑。不料王守仁提起弯弓，"刷刷刷"三箭，三发三中，全军欢呼，令张忠十分尴尬。

　　王守仁出生前夕，祖母梦见有人从云中送子来，梦醒时王守仁刚好出生，祖父便为他起名叫王云，乡中人亦称其降生处为瑞云楼。然而，他到了五岁还不会说话，一天一位高僧经过，抚摸他的头说"好个孩儿，可惜道破"，意指他的名字"云"道破了他出生的秘密。其祖

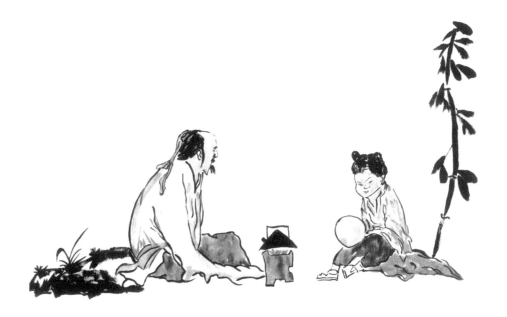

父恍然醒悟，遂更其名为守仁，此后他便开口说话了。这个故事有点神话色彩，但从这个故事可以看出他幼年时并未显示出聪慧和才华。

他10岁时，父亲高中状元，王守仁随父赴京。路过金山寺时，父亲与朋友聚会，在酒宴上有人提议作诗咏金山寺，大家还在苦思冥想，王守仁已先一步完成："金山一点大如拳，打破维扬水底天。醉倚妙高台上月，玉箫吹彻洞龙眠。"四座无不惊叹，又让他做一首赋《蔽月山房》诗，王阳明随口诵出："山近月远觉月小，便道此山大于月。若人有眼大如天，还见山小月更阔。"那时王守仁已表现出非凡的想象能力和深厚的文化素养。

王阳明十一二岁在京师念书时，他问塾师："何谓第一等事？"老师说："只有读书获取科举名第。"他当时说："第一等事恐怕不是读书登第，应该是读书学做圣贤。"尽管如此，他从年少时代起就从不循规蹈矩，所有记载都说他自少"豪迈不羁"。如13岁丧母后，继母待他不好，他竟买通巫婆捉弄其继母，使得她从此善待他。他学习并非十分用功，常常率同伴做军事游戏。年轻时他出游边关，练习骑马射箭，博览各种兵法秘笈，遇到宾客常用果核摆列阵法作为游戏。

17岁时，他到南昌与诸氏淑女成婚，可在结婚的当天，大家都找不到他。原来这天他闲逛中进了道教的铁柱宫，遇见一道士在那里打坐，他就向道士请教，道士给他讲了一通养生之术，他便与道士相对静坐忘归，直到第二天岳父才把他找回去。此后他常常在各地和道士讨论养生的问题。

　　22岁时,他考试进士不中,当时宰相(大学士)李东阳笑着说:"你这次不中,来科必中状元,试作来科状元赋。"王守仁悬笔立就,朝中诸老惊为天才。而嫉妒者议论说,这个年轻人若中了上第,必然目中无人。结果25岁再考时被嫉妒者所压,又未考中。到28岁礼部会试时,他考试出色,名列前茅,中了进士,授兵部主事。王守仁早期尊崇朱熹,为了实践朱熹的"格物致知",有一次他下决心穷竹子之理,格了七天七夜的竹子,什么都没有发现,人却因此病倒。从此,王守仁对"格物"学说产生了极大的怀疑。

　　明武宗正德元年(1506年),王守仁因反对宦官刘瑾,被廷杖四十,谪贬至贵州龙场当驿丞。龙场万山丛薄,苗、僚杂居,使他对《大学》的中心思想有了新的领悟,王守仁认为心是万事万物的根本,世界上的一切都是心的产物。他认识到"圣人之道,吾性自足,向之求理于事物者误也",史称"龙场悟道"。他在这段时期写了《教条示龙场诸生》。其众多弟子对于他的"心外无理,心外无物"理论迷惑不解,向他请教说:"南山里的花树自开自落,与我心有何关系?"他回答说:"尔未看此花时,此花与尔心同归于寂。尔来看此花时,则此花颜色,一时明白起来。便知此花,不在尔的心外。"王阳明"知行合一,致良知"的阳明心学一直到现在,无论是在中国,还是在日本、韩国都还有大量粉丝。

《了凡四训》改命运　行善积德福寿长

-
-
-

　　袁黄（1533-1606），初名表，后改了凡，后人常以其号了凡称之。袁了凡是明朝重要的思想家，是迄今所知中国第一位具名的善书作者。他所著的《了凡四训》融会禅学与理学，劝人积善改过，强调从治心入手进行自我修养，提倡记功过格，在社会上流传甚广。

　　袁了凡小时候叫袁黄，因为父亲早早去世了，他母亲就叫他放弃科举事业而改学医（他父亲是学医的）。有一天，他碰见一位云南姓孔的高人，这位孔大师相了相他的面，说："小伙子，你本是个当官儿的主儿，明年就能考上秀才，还是别学医了吧！"他母亲听了大师的金玉良言，马上就让他准备考试。果不其然，连他考试的名次都跟大师预测的一模一样。袁黄拜谢孔大师，大师又给他算了算，哪年能考上进士，第几名，以后当什么官儿，拿多少工资等。大师算他命中无子，只能活到53岁。孔大师到底是大师，以后袁黄的人生轨迹就沿着大师指引的方向一分不差地行进着。

　　既然一切都是命中注定，袁黄也就无欲无求了。有一天，他云游到了栖霞山,看见一位禅师正在打坐,于是就坐下来,跟禅师一起坐了三天三夜。禅师哪儿见过定力这么好的凡夫俗子,就问他怎么有这么高的修行?袁黄说:"孔大师都给我算过了,我这辈子就这样了,所以我不起妄念。"禅师一听,说:"嗨,我还以为你是位高人呢,没想到也是俗人一个。"袁黄糊涂了,这么超脱的境界还是俗人?

禅师说:"人都有心念,一般人的思想行为跳不出一贯的框框,所以被天命定数所缚,也就可以算命预测,但对于极善的人和极恶的人来说却没有定数,算命的就算不准了。人家算你二十年分毫不差,你不是俗人,是啥?

袁黄问:"那么命运真的可以改变吗?"禅师说:"禅宗六祖惠能大师说过,一切福田,不离方寸,命运是自己创造的。从现在起,你做三千件善事,你且看看你的命运怎样吧!"袁黄半信半疑,但还是先改了自己的名字,袁黄自此改名"了凡",并花了十年时间做了三千件好事。渐渐地,袁了凡发现孔大师的预言不准了,他做的官和拿的工资都比预测的高了,而且还生了儿子,53岁那年也好好地活着。他越来越相信命运是可以改变的,后来他又做了一万件好事,才用了一年的时间,因为官越来越大,做好事就更容易了。

69岁那年,袁了凡写了一本自传体家训——《了凡四训》。这本书是袁了凡为了教诫儿子袁天启,帮助他认识命运的真相,明辨善恶的标准,改过迁善,通过自己改造命运的经验来"现身说法"。其在早期验证了命数的准确性,到后来进一步通晓了命数的由来,说明了人们完全可以掌握和改造自己的命运、自求多福的道理。

《了凡四训》分为四个篇章,分别是立命之学、改过之法、积善之方、谦德之效。

《了凡四训》给人带来以下启迪:

◆ 命运掌握在自己的手里。

◆ 算命不如改命。

◆ 知道命运产生的原理。

◆ 做善得福。祸福的来由。

◆ 道德修养的重要性。

◆ 帮助他人就是帮助自己。

《了凡四训》虽然文章篇幅短小,但是寓理内涵深刻,兼融儒释道三家思想,尽现真善美中华文化。通过立命之学、改过之法、积善之方、谦德之效四个篇章,论证了"种瓜得瓜""善有善报""积极进取、有愿皆成""积善之家必有余庆"的道理,平实而无虚华,深奥而不迷信。所以数百年来历久不衰,为各界人士欣然传诵,时至今日,仍然是脍炙人口、滋育身心、改变命运的杰作。

除了广为人知的《了凡四训》之外,袁了凡的养生学专著《摄生三要》,提出聚精、养气、存神的养生摄生三大纲要,并用中医学观点进行系统解释,有理论,有方法,还有他自己的亲身实践效验;此外,他还著有《祈嗣真诠》,此书指出父精母卵合为胎,精卵壮则所受胎种壮,而胎种强弱是子女身体健壮与否的先决条件。所以男女双方在准备生育前,先要妥善调养自己的身体。精壮须血充足,血充足须少耗劳而多长养,故清心寡欲可养精蓄锐。多节劳形体可免体力消耗;息怒可平肝火免血气冲动;戒酒免精质受冲薄;饮食清淡而益肠胃,最能养精。而养生之道,以修心为要,要去除对五欲六尘的刻意追逐而离欲清净,自然身强精壮。若不从心上下功夫而希求外缘对身体的补取,是舍本逐末。气动必血动而妨精,气聚必厚而精浓。不嗔而气柔,不食肥味而顺气,心不妄动气不乱,口不妄言而聚气,聚气方汇血养精,精足则神舒窍通。收摄心性反观于内,心定自聚气养精,心定自可使气充精旺、百骸万窍畅通,也可显现人类自心本具的灵妙智慧。假如情况需要,也可恰当使用药物,为孕胎期的母子健康保驾护航。《祈嗣真诠》可以视为一部上乘的养生保健著作和优生学著作。值得今天的人们借鉴学习,保护自身的心身健康,并提高自己的素质,养育健康、优秀的下一代。

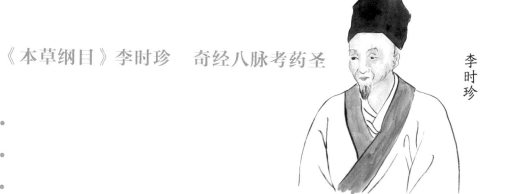

《本草纲目》李时珍　奇经八脉考药圣

李时珍

-
-
-

李时珍（1518—1593），字东璧，晚年自号濒湖山人，今湖北省蕲春县人，明代著名医药学家。他与"医圣"万密斋齐名，古有"万密斋的方，李时珍的药"之说。

李时珍的祖父是草药医生，父亲李言闻是当时名医，曾任太医院吏目。当时民间医生地位低下，生活艰苦，其父不愿李时珍再学医药。还在李时珍少年时代，李言闻就常把两个儿子带到自己充当诊所的道观——"玄妙观"中，一面行医，一面教子读书，不时让孩子们帮助誊抄一下药方。李时珍耳濡目染，对行医的知识技能越来越熟，兴致也越来越浓，常常偷空放下八股文章，翻开父亲的医书，读得津津有味。

李时珍14岁时随父到黄州府应试，中秀才而归。李时珍出身于医生世家，自幼热爱医学，并不热衷于科举，其后曾三次赴武昌应试，均不第，故决心弃儒学医，钻研医学，23岁随其父学医，医名日盛。

有资料记载，一天，李言闻应病家之邀，带着长子出诊去了，玄妙观中只剩下时珍一人。这时，来了两位病人，一个是火眼肿痛，一个是暴泻不止。李时珍思索了半晌，告诉他们父亲要到晚上才能回来，要不先给开个方子试试。那泻肚子的病人难受极了，就同意了。李时珍便果断地开方取药，打发病人走了。李言闻回到家中，发现了小儿子开的药方，心一下子提到了嗓子眼儿上，问李时珍开的药方，李时珍小声回答了。李言闻一边听，一边不住地点头，这才知道，儿子不仅读了不少医书，还能在治病实践中加以运用，对症下药，确实是块当大夫的材料，心中不觉又惊又喜。这时，做兄长的果珍在旁边听着弟弟大谈药性，十分羡慕，暗自下决心定要干件漂亮事，让父亲看看谁的医道高明。

事有凑巧，没过几天，又有两个分别患眼痛和痢疾的病人前来就诊，而那天正好只有果珍一人在诊所。他一见这两人和弟弟说起过的那两人病情一样，便不假思索，依照弟弟的方子作了处理。不料，第二天一早，这两个病人就找上门来，说服药后病情反而加重，要李言闻看看是怎么回事。果珍在一旁不敢隐瞒，只好如实相告。李言闻一听就连呼"错矣"。果珍还不服气，李言闻告诉儿子，有的病症看上去差不多，实质却不一样。接着，把为什么那天时珍要以艾草为主药，而今儿这两个病人却应该以黄连为主药的道理讲了一遍，把李果珍说得心服口服。

这天，李时珍正在诊病，突然一帮人闹闹嚷嚷地拉着一个江湖郎中涌进诊所。为首的年轻人愤愤地告诉李时珍，他爹吃了这江湖郎中开的药，病没见好，反倒重了。他去找郎中算账，郎中硬说药方没错。让李时珍给看看，说完把煎药的药罐递了过来。李时珍抓起药渣，仔细闻过，又放在嘴里嚼嚼，告诉他这是古医书上的错误，《日华本草》的记载把漏篮子和虎掌混为一谈。众人慨叹了一阵，只得把江湖郎中给放了。

不久，又有一位医生为一名精神病人开药，用了一味叫防葵的药，病人服药后很快就死了。还有一个身体虚弱的人，吃了医生开的一味叫黄精的补药，也莫名其妙地送了性命。原来，几种古医书上，都把防葵和狼毒、黄精和钩吻说成是同一药物，而狼毒、钩吻毒性都很大。毫无疑问，古医药书籍蕴含着丰富的知识和宝贵的经验，但也确

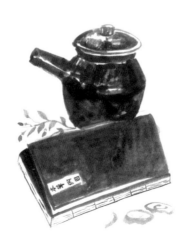

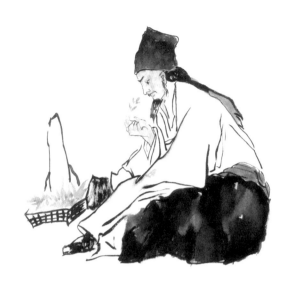

实存在着一些漏误。若不及早订正，医药界以它们为凭，以讹传讹，轻者耽误治病，重者害人性命。

明世宗嘉靖三十一年（1552年），34岁的李时珍着手按计划重修本草。由于准备充分，开头还比较顺利，但写着写着，问题就来了。所谓本草，是古代药物学的代称。它包括花草果木、鸟兽鱼虫和铅锡硫汞等众多植物、动物和矿物药。由于其中绝大多数是植物，可以说是以植物为本，所以人们又将药物称为"本草"。东汉《神农本草经》成书，到李时珍诞生前的400余年间，历代本草学家都有不少专著问世，但却从未有一部能概括这一时期药物学新进展的总结性著作。李时珍意识到了它的分量，却仍未料到，药物是那样的多种多样，对它们的性状、习性和生长情形，很难全部心中有数。比如，白花蛇，同竹子、艾叶，本是蕲州的三大特产，可以主治风痹、惊搐、癫癣等疾病，是一味贵生药品。李时珍曾跟着捕蛇人亲自上山，捕捉到一条白花蛇，仔细一看，果然和书上讲的一模一样。

　李时珍自1565年起，先后到武当山、庐山、茅山、牛首山及湖广、南直隶、河南、北直隶等地收集药物标本和处方，并拜渔人、樵夫、农民、车夫、药工、捕蛇者为师，参考历代医药等方面书籍925种，"考古证今、穷究物理"，记录上千万字札记，弄清许多疑难问题，历经27个寒暑，三易其稿，于明万历十八年（1590年）完成了192万字的巨著《本草纲目》。此外，李时珍还有《奇经八脉考》《濒湖脉学》等著作传世，被后世尊为"药圣"。

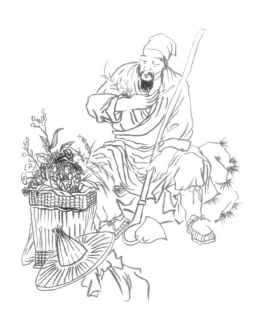

悬壶济世名医忙　《景岳全书》流传广

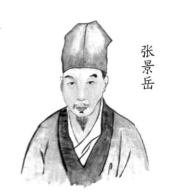

张景岳

· · ·

　　明代著名医学家张景岳,字会卿,景岳为其号,浙江会稽(今浙江绍兴)人。他一生悬壶济世、著书立说,集毕生心血,完成了64卷的《景岳全书》,并流传于世。张景岳以其精湛的临床知识和丰富的学术思想,为传统中医的继承和发展,做出了不可磨灭的重要贡献。

　　《景岳全书》内容丰富,囊括理论、本草、成方、临床各科疾病,是一部全面而系统的临床参考书。张景岳才学博洽,文采好,善雄辩,文章气势宏阔,议论纵横,多方引证,演绎推理,逻辑性强,故《景岳全书》得以广为流传。后世叶天士亦多承他的理论和方法。

　　《景岳全书》中,颇有意思的是其中的《新方八略》《新方八阵》《古方八阵》。张景岳引兵论医,仿兵法八阵,把治病愈疾之法分为补、和、攻、散、寒、热、固、因八阵,取用药如用兵之意。

　　养生之道方面,张景岳在深入研究《黄帝内经》相关内容和论述的基础之上,又广泛吸收借鉴儒、释、道等各家思想与言论,从而形成了自己独树一帜的观点。

　　张景岳作为温补学派的代表人物和创始者,基于"阳非有余,阴亦不足"的观点,他在临床和养生上,总是大力倡导和坚持温补原则,在药物上尤其擅用熟地黄,为此,人们都亲切地称其为"张熟地"。

　　张景岳认为:"先天强厚者多寿,先天薄弱者多夭;后天培养者,寿者更寿;后天斫削者,夭者更夭。"意思是对那些先天禀赋好又善于保养者而言,将会寿上加寿。而对那些先天不足,却又逆道而行者来说,就只有加速夭亡了。但一方面,他又指出:"若以人之作用而言,则先天之强者不可恃,恃则并失其强矣;先天之弱者当知慎,慎则人能胜天矣。"通过这样的论述,在人们追求长寿的征程中,张景岳又极力强调后天人为因素的重要性,从而总结得出了"后天之养,

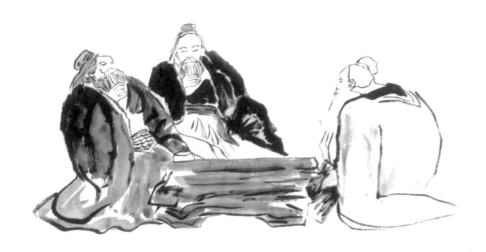

其为在人”的结论。

《景岳全书》早在数百年前，就颇有远见提出了“中兴”养生之法。具体来说，就是进入中年，就要特别重视保养。既要重视元气的保养，做到“节情志，慎劳逸，以养其形”，也要在食补和药补上多加注意，多食一些有助精血的补品，如枸杞、山药、人参等。

张景岳还认为，上了年纪的人，一定要通过正确合理的保养，有效预防衰老，实现健康长寿。为此，就务必要做到以下两个方面：一要养肾；二要保精。张景岳认为：“精盈则气盛，气盛则神全，神全则身健，身健则病少。神气坚强，老而益壮，皆本乎精也。”因此也奉劝人们：“欲不可纵，纵则精竭；精不可竭，竭则真散。盖精能生气，气

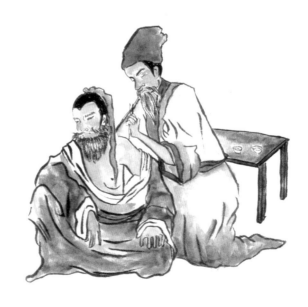

能生神,营卫一身,莫大乎此。善养生者,必宝其精。"

另外,一个人如果在情志方面出了问题,就势必会影响到脏腑,久而久之,亦会不可避免地引发各种疾病。《黄帝内经》里就有"怒伤肝,喜伤心,思伤脾,忧伤肺,恐伤肾"的说法。针对于此,张景岳首先提出要注重养静:"纯粹而不杂,静一而不变,淡而无为,动而天行,此养生之道也。"拥有良好心境的同时,他还告诫人们,为人处事,一定要诚信为先,淡泊名利,这样才能活得开心快乐。

酒与色对于养生者来说,不能不说犹如两大天敌。所以,他认为,对一个善于养生者来说,务必要做到饮酒不过量,女色不贪恋,要懂得节制,不能纵欲。

养生要因时而宜,在不同的季节采取相应的方法和手段。春天阳气上升,要注意养肝,多吃洋葱、韭菜、菠菜、茄子、黄瓜等新鲜水果蔬菜;夏天是人体新陈代谢的旺季,要晚睡早起,加强锻炼,以养心为主;秋天阴气来袭击,要注意保暖,力求养阴润肺;冬天气温骤降,要以养肾为要,平时多吃羊肉等温补类食物。

张景岳很有见解地总结出"四慎"养生法,即"慎情志可以保心神,慎寒暑可以保肺气,慎酒色可以保肝肾,慎劳倦饮食可以保脾胃"。不仅思想上要高度重视,行动中,他也要求人们做到"饮食勿偏,饥饱适宜,饮酒适量"。

《针灸大成》杨继洲　针道手法美名扬

-
-
-

　　明朝名医杨济时,字继洲,浙江三褐县(今衢县)人。约生于明嘉靖元年(1522年),享年约98岁。杨氏幼年学习儒学,后改习岐黄。杨济时精于针灸,曾任太医院御医。

　　他的主要著作为《针灸大成》10卷,该书对明以前的针灸学术成就,进行了全面总结,尤其是书中不少内容,系杨氏的家传与独创。杨氏强调针灸、药物并用,医者应针对不同疾病选用其适用疗法,才能尽起沉病,拯民于危难。临证时,其辨证、选穴、施治,紧密结合经络理论,并完善了配穴理论。

　　由于当时针灸家的手法常冠以复杂名称,繁琐神秘,使学者难以掌握,故杨氏以自己的经验,结合《黄帝内经》《难经》及高武等有关手法,提出爪切、持针、口温、进针、指循、爪摄、退针、搓针、捻针、留针、摇针、拨针等下针十二种手法。为了便于记忆,编成歌诀,曰:"针法玄机口诀多,手法虽多亦不过,切穴持针温口内,进针循摄退针搓,指捻泻气针留豆,摇令穴大拨如梭。"以后杨氏又在十二法基础上进一步完善，创制出"下手八法"，成为后世针灸医家的习用手法，一直沿用至今。"下手八法"具体如下：

揣："揣而寻之"，即"以手揣摸其处"，寻穴定位。

爪："爪而下之"，进针时，"左手重而切按"，"右手轻而徐入"。

搓："搓而转者，如搓线之貌""以大指次指相合，大指往上，进之为左，大指往下，退之为右"，左为补，右为泻。

弹："弹而努之，此则先弹针头，待气至，却退一豆许，乃先浅而后深"，此补针之法。

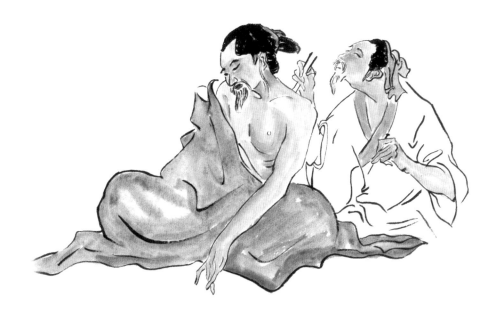

摇："摇而伸之，此乃先摇动针头，待气至，却退一豆许，乃先深而后浅"，此泻针之法。

扪："扪而闭之"，出针时，急扣其穴，毋令气泄，此为真补。

循："循而通之"，"以手指于穴上，四旁循之，使令气血宣散，方可下针，故出针时，不闭其穴"，此为真泻。

捻："捻者，治上大指向外捻，治下大指向内捻"；外捻者气向上而治病，内捻者气向下而治病。

《针灸大成》一书较系统地总结了明代以前的针灸学成就和经验，资料丰富，编排也比较合理，具有较高的研究和应用价值，是一部在针灸界影响很大的著作，至今各种版本已达50余种，并被译成德、法、英、日等国文字，受到世界许多国家医学界的重视。

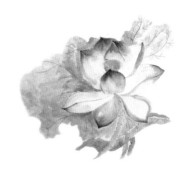

清朝重归大统一　康乾盛世辱慈禧

-
-
-

　　明朝是中国历史上最后一个由汉族人建立的大一统王朝,共传十六帝,历经276年。明末,农民起义军首领李自成率军北伐攻陷大同,最后攻下北京。1644年正月,崇祯皇帝上吊自杀标志明朝亡。闯王李自成在北京建立大顺政权,年号永昌。由于李自成犯了胜利时骄傲的错误,迫害吴三桂的家属,逼反吴三桂,引清兵入关,联合进攻农民军,李自成在北京仅仅当了42天皇帝就被吴三桂和满人打败,退出北京后不久神秘死亡。应该说,明朝不是清朝推翻的,而是被李自成推翻的。

　　清朝是中国历史上最后一个封建王朝,也是中国历史上第二个由少数民族(建州女真,后改为"满族")建立并统治全国的封建王朝。

　　清朝总共有12个皇帝 ,历经276年。康熙、雍正、乾隆三代所谓的"康乾盛世",是清朝的鼎盛时期。清朝中后期政治僵化,文化专制,闭关锁国,内部矛盾激化,逐步落后于世界。鸦片战争后遭列强入侵，主权和领土严重丧失，也开始了近代化的探索，开启了洋务运动和戊戌变法。甲午战争和八国联军侵华战争使得民族危机进一步加深，清朝后期彻底沦为半殖民地半封建社会。

1911年，辛亥革命爆发，清朝统治瓦解，1912年2月12日，北洋军阀袁世凯逼清末帝溥仪逊位，隆裕太后接受优待条件，清帝颁布了退位诏书，清朝从此结束。清朝灭亡后复辟势力一直存在，例如张勋复辟和伪满洲国，二战末期苏联红军出兵东北，伪满洲国彻底灭亡。

作为中国漫长的封建社会的最后一页，在二百多年的漫长岁月中，清朝既为中华民族做出了超越前人的重大贡献（奠定中国而今版图），也为中华民族留下了大量的失败与屈辱的辛酸记录。

康熙皇帝8岁登基，在位61年，终年68岁，是中国历史上在位时间最长的皇帝。康熙帝是统一的多民族国家的捍卫者，奠定了清朝兴盛的根基。

康熙7岁时得了天花，天花是一种现在已经被遏制了的可怕的传染病，是最古老也是死亡率最高的烈性传染病之一。明清时期的天花肆虐，曾造成大量人口死亡。有幸的是康熙侥幸地康复，仅在脸上留下麻点，因此康熙就被戏称为"康麻子"。他能够当上皇帝，很大程度上是因为他感染天花病毒后，能够侥幸死里逃生，对天花病毒有了终身免疫力，不会再像许多孩子一样夭折。选择让他登基，有利于保持长久的权力稳定。康熙十七年（1678年）十一月，有一位叫傅为格的官员,擅长种痘法,精于调理治痘,被康熙调入北京,专门给未出过天花的皇子种痘。康熙下令在太医院下专门设立痘诊科,广征各地名医,普及防治天花的方法。在他的倡导推动之下,清朝天花防治趋于科学化、系统化。同时期的欧洲也爆发大规模的天花瘟疫,有几千万人死于天花。当时外国来华的传教士对中国的种痘术极感惊异,俄罗斯派人专门到中国学习种痘法,再经土耳其传入欧洲。然而整个人类世界还是经历了逾三百年的努力,直到二十世纪中后期,才成功地遏制了天花。

康熙的养生保健之道,也被后人推崇。主要有以下几个方面:

1. 饮食有节,起居有常。康熙认为健康长寿,不可奢望什么长生不老的灵丹妙药,而是靠有规律的饮食起居。这是他养生之道的核心。

2. 二、衣着洁净,室内温馨。爱干净,讲卫生,养成注意个人卫生整洁的好习惯。

3. 饮酒有度,反对抽烟。康熙能饮酒而不多饮,只是"平日膳后,或遇年节、筵宴之日饮小杯一杯"。反对酗酒。

4. 重于食补,慎用药补。

5. 清虚栖心,神静心和。"寡虑"、"寡嗜欲"、"寡言",康熙认为一个人要坚定自己的意志,不意气用事。若杂念不起,心中清明,即可清察明审,感情和顺,自然身健长寿。

此外，康熙还劝诫后人要心怀宽广，"惟宽坦从容，以自颐养而已。"要放开心胸，平和心气一些，才能颐养天年。康熙的养生保健经验，都记载在他的《庭训格言》中。

官场奇人曾国藩　修身齐家美名传

-
-
-

　　清朝大名人曾国藩（1811—1872），他是宗圣曾子七十世孙，是中国晚清时期政治家、战略家、理学家、文学家、书法家，湘军的创立者和统帅。

　　曾国藩出生时，祖父曾经梦到有一只巨蟒缠在他家的柱子上，所以认为曾国藩是巨蟒转世。曾国藩出生后家中的一棵死梧桐树竟然重新焕发出了生命，让其祖父更加相信巨蟒转世这一梦语。而凑巧的是曾国藩患有类似"牛皮癣"一类的皮肤病（有一说"火蟒癣"），浑身上下都是像蛇的鳞片一样的癣，所以曾国藩也相信了巨蟒转世这一梦语。曾国藩还有一个奇怪的爱好——爱吃鸡，却又最怕鸡毛。当时紧急公文，在信封口处往往要粘上鸡毛，俗称鸡毛信、鸡毛令箭。每当曾国藩看到这种信，总是毛骨悚然，如见蛇蝎，必须要别人帮他取掉鸡毛，他才敢拆读。古时候曾有这样的说法："焚烧鸡毛，毒蛇闻气就死了，龙蛇之类，也畏惧这种气味。"曾国藩对鸡毛害怕到这种程度，难免也被人理解为蟒蛇转世。在岳麓书院学习时因为怕别人看到身上的鳞片，他夏天燥热时还穿戴整齐地读书，让先生大加赞赏。

曾国藩小的时候天赋并不高，其实可以说比较笨，他学习起来非常吃力。一天晚上，他在家里读书，有一篇文章他重复读了很多遍，可就是背不下来。他就一遍一遍地读，一遍一遍地背。夜已经很深了，他仍然没有背下来。这可急坏了一个人。原来，他家来了一个贼人，就潜伏在他书房的屋檐下，想等他读完书睡觉之后再进屋偷点什么。可是贼人在屋外等啊等，就是不见曾国藩睡觉。贼人实在等不下去了，就十分生气地冲进屋子，对曾国藩说："就你这么笨还读什么书，我听几遍就会背了。"于是贼人将那篇文章从头到尾地背诵了一遍，然后扬长而去。

曾国藩对交友之道颇有见地，他认为交友贵雅量，要"推诚守正，委曲含宏，而无私意猜疑之弊""凡事不可占人半点便宜，不可轻取人财"。要集思广益，兼听而不失聪。处世方面，曾国藩认为，"处此乱世，愈穷愈好"。身居高官，"总以钱少产薄为妙""居官以耐烦为第一要义""德以满而损，福以骄而减矣"。为人须在一"淡"字上着意，"不特富贵功名及身家之顺逆，子姓之旺否悉由天定，即学问德行之成立与否，亦大半关乎天事，一概笑而忘之"。"功不必自己出，名不必自己成""功成身退，愈急愈好"。

曾国藩认为最重要的就是要在家庭成员中落实人人孝悌的原

则。孝容易理解，就是对父母、对长辈的感恩、尊敬与赡养。悌是指兄弟之间和睦友爱，也就是同辈之间的融洽与和谐。在曾国藩家书里，一般都以为他给孩子写的信最多，事实上他写给弟弟的信才是最多的，可见他对兄弟之间关系的重视。曾国藩有段著名的评论，说家庭兴旺的规律是：天下官宦之家，一般只传一代就萧条了，因为大多是纨绔子弟；商贾之家，也就是民营企业家的家庭，一般可传三代；耕读之家，也就是以治农与读书为根本的家庭，一般可兴

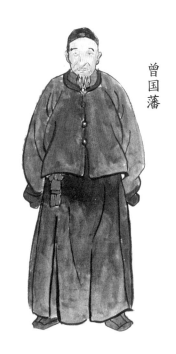

曾国藩

旺五六代；而孝友之家，就是讲究孝悌的、以和治家的家庭，往往可以绵延十代八代。

曾国藩在"和以治家"的宗旨下还特别强调"勤以持家"。这个勤以持家在曾国藩那有两层意思：一是家庭成员要克勤克俭，二是做家长的要勤以言传身教。曾国藩说的这些，他自己就能一丝不苟地带头去做，而且做得非常好。比如儿子曾纪泽喜欢西方社会学，曾纪鸿喜欢数学和物理学，曾国藩虽然一窍不通，也能尽自己所能去了解，去努力学一点。这样的父亲，才不愧是一个真正"勤以持家"的

父亲。在曾国藩的影响下,曾纪泽总是会亲自教孩子们学英语、数学、音乐,还教他们练书法、写诗文、讲解经史典章。不论再忙,每日总要抽出时间来陪孩子、陪家人,这就是最好的家庭教育。所以,曾国藩子孙、曾孙,甚至玄孙里,有很多科学家、教育家和社会活动家。

人格修炼对他的事业非常有帮助。首先是诚,为人表里一致,一切都可以公之于世。第二是敬,敬畏,内心不存邪念,持身端庄,严肃有威仪。第三是静,心、气、神、体都要处于安宁放松的状态。第四是谨,不说大话、假话、空话,实实在在,有一是一有二是二。第五是恒,生活有规律,饮食有节,起居有常。最高境界是"慎独",举头三尺有神明。

他每天记日记,对自己每天的言行进行检查、反思,一直贯穿到他的后半生,不断给自己提出更多要求:要勤俭、要谦让、要仁恕、要诚信、知命、惜福等,力图将自己打造成当时的圣贤。许多人都认为人格修炼是空虚的东西,认为修身是虚无缥缈的东西,甚至还是迂腐的,但曾国藩一生的事业,修身才是他事业成功最重要的原因。

曾国藩认为:"养生之法约有五事:一曰眠食有恒,二曰惩忿,三曰节欲,四曰每夜临睡前洗脚,五曰每日两饭后各行三千步。"养生之道,"视"、"息"、"眠"、"食"四字最为要紧,养病须知调卫之道。

曾国藩早年修身十三条也值得后人学习借鉴：

1.**主敬**。整齐严肃，无时不惧。无事时，心在腔子里；应事时，专一不杂。

2.**静坐**。每日不拘何时，静坐片刻，来复仁心，正位凝命，如鼎之镇。

3.**早起**。黎明即起，醒后勿沾恋。

4.**读书不二**。一书未点完，断不看他书。东翻西阅，都是徇外为人。

5.**读史**。每日圈点十页，虽有事不间断。

6.**谨言**。刻刻留心。

7.**养气**。藏丹田，无不可对人言之事。

8.**保身**。节欲、节劳、节饮食。

9.**写日记**。须端楷，凡日间身过、心过、口过，皆一一记出，终身不间断。

10.**日知所亡**。每日记茶余偶谈一则，分德行门、学问门、经济门、艺术门。

11.**月无忘所能**。每月作诗文数首，以验积理的多寡，养气之盛否。

12.**作字**。早饭后练字。凡笔墨应酬，当作自己功课。

13.**夜不出门**。旷功疲神，切戒切戒。

火神祖师郑钦安　阳主阴从理真传

-
-
-

　　郑钦安（1824—1911），四川邛州人，清末著名伤寒学家。师从一代大儒兼名医刘止唐先生。其学术上溯《周易》《黄帝内经》，中得《伤寒论》心法，下览历代医家著作，故医理医术造诣俱臻上乘。著有《医理真传》《医法圆通》《伤寒恒论》三书传世。

　　郑钦安谓"人生立命全在坎中一阳"，强调元阳真气在人体生命活动中的重要作用，治病立法重在扶阳，用药多为大剂姜、附、桂等辛温之品，人称"姜附先生"、"郑火神"。

　　郑钦安精研《内经》《难经》《伤寒论》等医书，并在此基础上潜心钻研，悟出"天地一阴阳耳，分之为亿万阴阳，合之为一阴阳，于是以病参就，一病有一病之虚实，一病有一病之阴阳"的道理（《医法圆通》）。他认为"万病一阴阳耳""发病损伤各有不同，总以阴阳二字为主，阴盛则阳必衰，阳盛则阴必弱，不易之理也"（《医理真传》），这句话强调了阴阳辨证的重要地位和作用，他认为"按定阴阳虚实，外感内伤治之，发无不中"，还再三强调"务要将内外两形，阴阳实据，熟悉胸中，方不致误人性命也"(《医法圆通》)。

总之，在郑钦安的医学思想中无论辨病识症，还是解方论药，都以阴阳为准则。与此相应，在《医理真传》中，他清楚地论述了阳虚证和阴虚证的辨证方法，为我们提供了明确的辨别阴阳的标准："阳虚证，其人必面色唇口青白、无神、目暝、倦卧、声低、息短、少气、懒言、身重、畏寒、口吐清水、饮食无味、舌清滑或黑润青白色、淡黄润滑色、满口津液、不思水饮，即饮亦喜热汤，二便自利、脉浮空、细微无力、自汗肢冷、爪甲青、腹痛囊缩，种种病形皆是阳虚的真面。""阴虚证，其人必面目、唇口红色，精神不倦，张目不眠，声高响亮，口臭气粗，身轻恶热，二便不利，口渴饮冷，舌苔干黄或黑黄，全无津液，芒刺满口，烦躁谵语或潮热盗汗，干渴无痰，饮水不休，六脉长大有力，种种病形皆是阴虚的真面目。"

当然，这里的阳虚证既包含了实寒证，也包含了虚寒证。同样，这里的阴虚证既包含了实热证，也包含了虚热证。郑氏虽然认为人身以元阴、元阳为立命之本，从而将阴阳辨证作为总纲，但就阴阳关系而言，则更强调阳主而阴从。他认为"阳者，阴之主也，阳气流通，阴气无滞……阳气不足，百病丛生"，"人身所恃以立命者，其惟阳气乎？阳气无伤，百病自然不作，阳气若伤，群阴即起"，"有阳则生，无阳则死。"由此可以看出郑氏把阳气视为人体生命活动的动力，所以在《医法圆通》中郑氏谈道："真气存一日，人即活一日，真气立刻亡，人亦立亡。"

郑钦安对阳虚证的治疗有其独特的认识与经验。他认为："桂、附、干姜，纯是一团烈火，火旺则阴自消，如日烈而片云无。况桂附二物，力能补坎离中之阳，其性刚烈极，足以消尽僭上之阴气，阴气消尽，太空为之廓廊，自然上下奠安，无偏盛也，岂真引火归源哉。"他擅长使用四逆汤、白通汤、甘草干姜汤、潜阳丹、吴茱萸汤等方来治疗多种阳气衰微病证。对阳虚证的辨证，他阐述精辟，认为只要舌不红、苔不干黄无津、不饮冷水，二便不黄赤秘结，即使外现大热、身疼头痛、目肿、口疮一切诸症，一概不究，均作阳虚看待，而以温阳为主治之。在临床上，许多阳虚真阳上浮之证往往易被误为阴虚火旺，如对阳虚证而面青如朱者或身大热者这种真阳上越的阴火，若以阴虚火旺而施治，投之滋阴降火之品则会更加重其病情。若以上述标准进行辨证，则可看清其属于真阳欲竭、阴火上浮的阳虚证，从而施以大剂回阳之品治之，方能取效。对于服用热药之后出现的目血、喉痛、腹泻、浮肿等现象，郑氏认为"初服辛温，有胸中烦躁者，有昏死一二时者，有鼻出血者，有满口起泡者，有咽干喉痛目赤者，此是阳药运行阴邪化去，从上窍而出也，以不思冷水为准"。而腹泻、汗出发斑等亦是阴邪从下窍、皮毛化出的表现，而并非热药用之过极而变成的火热证。

然而，郑钦安虽以善用热药而著称，但决非一味追求温热。在

《医法圆通》中,他指出:"用药一道关系生死,原不可以执方,亦不可执药,贵在认证之有实据耳。病之当服,附子、大黄、砒霜皆是至宝;病人不当服,人参、黄芪、鹿茸、枸杞,都是砒霜……总要探求阴阳盈缩机关,与夫用药从阴从阳,变化法窍,而能明白了然,经方时方,俱无拘执。"由此可看出,他治病用药的依据是建立在准确的辨证之上的。而他之所以常用温热之品,是因为许多疾病的阳虚证型易被忽略,所以对其进行充分阐述,并对应地治之以扶阳抑阴之法。

中西汇通唐容川　擅长《血证》大贡献

-
-
-

　　唐容川（1846-1897），四川彭州人，是清朝有名的医学家、经方家，同时是中西医汇通早期代表人物之一。唐容川从小刻苦学习，研读方书，知识渊博，精通《易经》，擅长医学，中进士前已经是"名闻三蜀"。著有《血证论》《中西汇通医经精义》《本草问答》《金匮要略浅注补正》《伤寒论浅注补正》等，后合订成丛书《中西汇通医书五种》。

　　清朝末期，唐容川千里迢迢来到上海，接触了当时这个大城市的许多医家，相形之下，他的医术还高人一着。在医家中，每有疑证问他，他都会一一作答。有一次，上海邓甚章医生遇到一例奇难杂症，束手无策，便延请唐容川诊治，一经用药，妙手回春，沉疴顿除。人们都感到惊讶，上海中医药界也为之震动。邓甚章更是甘拜下风，奉之为津梁。尤其在他读了唐容川的医著更是爱不释手，啧啧赞叹说："仲景之书是锁，这就是钥，真鸿宝软。"并且，特为唐容川的《伤寒论浅注补正》一书作序。

唐容川一生最大的贡献,在于对血证的研究和在中西医汇通道路上所做的努力。他小时候,由于父亲体弱多病,在治经之余,也就"习方书",亲自调治父亲的病。但过了些日子,父亲病情恶化,突然吐血,接着又转为下血,这是他从未遇到的难题。于是,他遍览方书,遇到有关血证的记载,便反复琢磨,并积极请教在这方面有研究的人。听说本乡杨西山写的《失血大法》,得血证不传之秘,他的门徒争相抄录,私为鸿宝。唐容川便多方购求,好不容易得一览。但他看后大失所望,认为这本书议论方药,未能精详,用它治病,也少有成效。因此,他反过来钻研经典医著,废寝忘食地学习《黄帝内经》《伤寒论》《金匮要略》等著作,触类旁通,豁然心有所得,掌握了治疗血证的要旨。

　　他还钻研了其他各家学说,既吸取他们的所长,又指出他们做得不够的一面。如他对李东垣的认识是:东垣重脾胃,但只知补脾阳,而不知滋养脾阴。对朱丹溪的认识是:治病以血为主,所以用药偏于寒凉,但不知病在火脏宜寒凉,病在土脏宜甘缓一类药。此外,他对黄元御、陈修园等,也都有正确的认识。由于他善于汲取前人的经验,加上自己在实践中的摸索,逐渐总结出一套治疗血证的经验,用于临床,疗效较好,"十愈七、八"。这时他父亲虽然因血证病死了,而他妻子不料又得了血证,他便亲制方剂,结果,把妻子的血证治好了。由此,他深深感到,大丈夫虽不能立功名于天下,敬有一材一艺,稍微可以补救一下。为了弥补在血证研究上的传陋，他决心编一部有关血证的专书。于是，他将失血证精微奥义一一探究出来。有的伸古人所欲言；有的补前贤所未备，力求理足方效，于1884年写出了《血证论》一书。书写成后，他回顾自己研究血证的经历，不禁感慨万千地说，他悟医道晚了些，所以未能救治父亲。然而犹幸的是能著出此书，可以救天下后世之人了。由此可见，他为能救后世血证患者而感到自慰，以弥补他未能救治父亲的伤痛。

《血证论》是唐容川最有价值的著作。全书综合了各种血证的证治，包括血证总论和170余种血论，还选录了200余方。论证用药颇有独到之处，是中医学史上有关血证的首创专著。此书新中国成立后有排印本出版，影响颇大，评价颇高。有人认为该书所说的都是实事实理，有凭有验。尤其他强调采用"去瘀生新"治疗血证的原则，对后人很有启发。

唐容川所处的时代，西医开始大量传入中国，唐容川为了保护和发展祖国医药学，抵制否定中医的逆流挺身而出，第一个提出"中西汇通"，试图寻找中西医学术之间汇通的途径。他认为西医有所长，中医岂无所短。比如西医详于形态结构，而略于气化；中医精于阴阳气化，而绘"人身脏腑真形多不能合"。因此，他主张尽管中西医产生的地域不同，学术体系不同，但可以去彼之短，用彼之长，以我之长，益彼之短，互相汇通，达到不存疆域异同之见，但求折衷归于一是。寄望五大洲万国之民，都无夭折。

在中西医汇通中，唐容川是采取保护和发展祖国医药学为前提。当时，社会上有一种论调，认为中医只能用药，不懂"解剖去病"，以此专门找中医的岔子。唐容川拍案而起，奋笔写了《七方十剂》一文加以反驳。他说，《灵枢》《素问》、针灸，虽无剜肠剔骨之险，却有起死回生之妙。华佗已有剖析之法，后人因为畏其难，就少用了。实际上，"剖析"是"粗工"，不及针刺之妙，而针法微涉不如方药之详。仲景独以方药治病，是最为恰当的。现在，有些人偶尔见到西医剖析见效，就"奉为神奇"，而不知道"其是失参半"。他用了自己亲身见过和治过的病例加以说明。四川有个人脑后颈上生了一个疮，俗名叫"对口疮"。此疮发于督脉，督脉上颈贯脑。颈之能竖，是由于督脉之力。这个部位的疮，中医认为是不能割的，而西医不晓得，竟把它割去，敷上药，说很快就会长肉的。谁知病人立即颈折，举不起来，三天就死了。又如陕西有一个人腹部臌胀，西医将其剖腹治疗，流出两碗水，从表面上看，病人的膨胀好像消了。但是，不久又发，发了又剖、剖了又发。如此连剖三次，连发三次，一直未断根。唐容川认为，这是西医不讲五行之过，只知放水，而不知水怎么来的缘故。最典型的例子，是他为当时总理衙门总办陈兰秋治病的情形。这人肌肤甲错，肉削筋牵，阴下久漏，小腹微痛，大便十天一次。胁内难受，不可名状。腰内也如此。前阴缩小，右耳硬肿如石。唐容川诊视后，说："这是肾系生痛，连及胁膜，下连小腹。因此时时作痛，又下阴穿漏。这是内痈的苗头。应以治肾系为主。"陈兰秋听后勃然大怒，说道："西医也说我的病在腰筋髓内，所以割治了三次，但不能止漏。无药可治。现在你的诊断与西医同，该不是也束手无策了？"唐容川告诉他说："你出入各国衙门，常常接近西方人，就知道西法千古所无。其实并非这样，就拿你的病来说，西医只知道在腰内，但你的耳朵为什么发硬，前阴为什么收缩，大便为什么不下，他们肯定不知道。"陈兰秋说："是这样。"唐容川解释道："西医不知肾系即是命门。生出板油连网，即是三焦。肾开窍于二阴，故前阴缩而大便秘。三焦经绕耳，命门位当属右，故见右耳硬肿，周身甲错，是由于肾系三焦内，有干血死脓。"之后，他按仲景提示的方法治疗，就把陈兰秋的病治好了。

为此，唐容川深有感受地说："中国经数圣试验准确，定出形性气味，丝毫不差，为最精。"这些议论说明，唐容川西学中用，对西医甚了解，而深入学习经方。唐容川的言论在当时面对"重西轻中"的潮流中，维护中医经方理论，起了积极作用。

景天讲史跨千年　蓬头垢面杜仲现

-
-
-

　　话说红景天从三皇五帝到清朝,给孩子们讲了八天八夜,也该告一段落了。红景天说:"我希望你们长大后一定要做个好医生,好医生的标准就是"大医精诚,医术仁心"。

　　古中医的医术有砭石(刮痧)、九针(针刺和放血)、温灸(艾灸)、毒药(矿物毒和动物毒及药物)、导引按跷(心里引导和身体按摩),这五种医术技能,缺一不可。作为一名好的中医师首先要熟练掌握

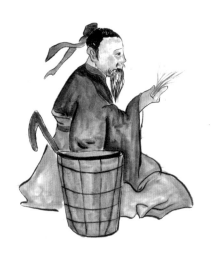

以上中医的基本功五术。仅仅掌握中医五术还不够，还必须具备仁心。仁心就是发自内心地为病人着想，有一颗爱患者之心，把病人当亲人的仁爱之心，才能成为一名真正的好医生。

仁心是如何修炼的呢？我们看看历朝历代，不论是名人，还是名医，大都是小时候就开始熟读经典。

什么是经典呢？就是经久不衰的传世之作，是经过了千百年历史选择出来具有权威性、典范性的作品。如儒家的四书（《大学》《论语》《孟子》《中庸》）五经（《易经》《诗经》《礼记》《尚书》《春秋》），

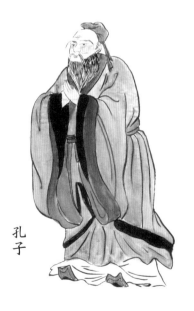

孔子

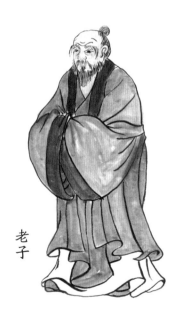

老子

道家的《易经》《道德经》《南华经》，佛家的《心经》《金刚经》等。

　　唐朝名医孙思邈说："不知易，不足以言太医。"明朝名医张景岳提出："医者，意也，故曰：天人一理也，易医同源，医易相通。"

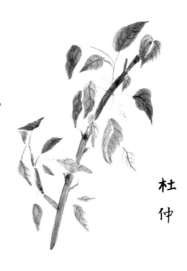

杜仲

　　因此，要想成为一名好中医，不仅要学习好中医的基本技能五术，学习中医经典《黄帝内经》《难经》《神农本草经》，学习张仲景的《伤寒论》《金匮要略》、皇甫谧的《针灸甲乙经》、王叔和的《脉经》等外，还需要学习《易经》，才能真正懂得大自然（天道）的规律，懂得阴阳五行变化之真谛。要明白人体是小宇宙，宇宙是大人体，天地人同根，天人合一的道理，才能根据季节不同、气候不同、时间和空间不同、男女不同、药材产地不同、气味不同、患者的体质不同，通过表里、虚实、寒热、阴阳八纲辨证，再结合望闻问切、三焦定位、六经辨证，弄清楚理、法、方、药或理、法、方、针后，施治起来执其两端用于中。根据人体脏腑五行相生相克的原理来给人体进行纠偏调中，最终达到阴阳平衡，就是阴阳和。阴阳和，病自愈。因中医看病是整体思维，"纠偏调中"、"允执厥中"是心法，一名能调整人体阴阳和的好中医，看起病来那是随心所欲,必妙手回春,必药到病除或必针到病除。

　　红景天说到这里突然停住了说话,两眼向家门外张望,发现一个蓬头垢面,衣衫不整的男人正向家门口走来,红娘子转身向外一看惊叫一声:"相公,你终于回家了啊!"说完一下子冲到大门口紧紧地抱住了杜仲……

　　红娘子和杜仲久别重逢后有说不完的话,暂且不表。是该介绍一下主角杜仲的时候了……

老汉采药救灵猴　灵猴报恩救老汉

-
-
-

　　有一个关于杜仲的传说,相传很久以前,在四川四姑娘山脚下,住着一位姓杜的老汉,有一年闹瘟疫,杜老汉的老婆和唯一的儿子都死了。他孤身一人,靠上山砍柴为生。一天,杜老汉上山途中碰见一只黑猴腿部受伤流血不止,已经无法行走了,杜老汉动了恻隐之心。他祖上行医略懂一点草药,就随手揪下一块树皮,掰开里面的丝放在嘴里嚼了一会儿,拿出来贴在小猴子受伤的腿上,又撕一条自己的衣

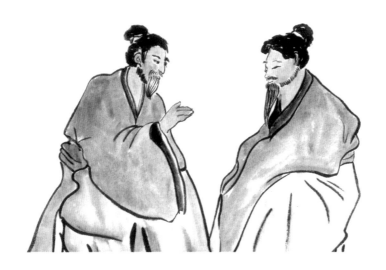

衫给小猴子包扎了一下。杜老汉带了些树皮，把小猴子抱回自己家里，每天用树皮丝给小猴子敷用。大约过了十几天的时间，小猴子的腿伤就好了。从此，杜老汉有了这只猴子相伴，生活也多了些乐趣。这只黑猴非常聪明，能通晓人性，杜老汉给它取了个名字叫黑灵。

日子过得很快，一晃一年多过去了。一天，杜老汉卖柴收入不错，一高兴来到了一家小酒馆，点了几个小菜，还喝了好几杯酒，吃完回家就躺床上打起了呼噜。第二天，天已经大亮了，黑灵左等右等不见主人起来，急得黑灵在床前上蹿下跳，不停抓挠杜老汉也没有动静。它又拿盆往主人脸上泼冷水，杜老汉终于醒过来了，但是他全身动弹不得，腰脊疼痛得要命。杜老汉叹了口气说："如果有个孩子在身边可以伺候我，该多好啊！"黑灵像是听懂了主人的话，眼睛里的泪水直打圈。它转身溜出了门外，来到了一家药店，急得抓耳挠腮。药店的陈大夫认出来是杜老汉家的黑灵，猜到可能是杜老汉生病了。于是，提着药箱就到了杜老汉的家里。陈大夫诊断后对杜老汉说："可能是你年轻的时候摔得很重，留下了病根，今天突然发作，一般的药是无法治愈你这种病的。我给你先上点药，只能起到缓解疼痛的作用，一时半会儿你想起床恐怕很难了，有可能一辈子都要躺床上了，除非出现奇迹。"杜老汉一听急了："陈大夫，真的没有别的办法了吗？"陈大夫说："我记得先辈们说四姑娘山上有一种树皮，可以治你这种病，可是我从来没见过，也没用过，不知道这种树皮长什么样。"

　　杜老汉听完沉默不语,心想听天由命吧,能活几天是几天。黑灵像是听懂了刚才的对话,陈大夫走了以后,它把家里吃的东西,全部搬到主人的头旁边,只要杜老汉饿了,扭一下脑袋就可以吃到食物。随后它又把水壶也拿到杜老汉的身旁,做完这一切后,黑灵"哧溜"一下离开了家。杜老汉目睹黑灵出走欲哭无泪,以为黑灵从此也要离开自己。他又转念一想,反正自己也是快死的人了,它要离开就离开吧。

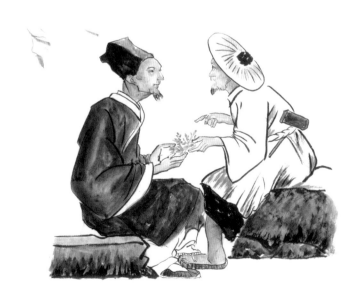

原来黑灵记起来了,去年它的腿伤是主人顺手揪下一块树皮,抽丝咀嚼了之后敷在腿伤处,十几天就好了。黑灵猜到陈大夫说的可能就是这种树皮,于是,它来到了当年在四姑娘山落难受伤的地方。它在这里来回寻找,终于发现有一棵树上缺了一块树皮,黑灵确定这就是它要找的那种树皮。它用尽全身力气好不容易撕下几块树皮,抱着树皮消失在丛林中。

天黑时分,黑灵回到家里,它放下树皮又去找陈大夫。陈大夫来到杜老汉家中,折断树皮剥出细丝,看了又看后对杜老汉说:"我也只是听说,至于是不是真的有效,还要看你的造化了。"然后他把细丝放在开水里煎熬成汁,喂杜老汉服下。随后又用布把树皮的细丝牢牢地绑在杜老汉的腰上,不一会儿杜老汉就觉得疼痛减轻了一些。陈大夫说:"我先回去了,明天再来。"

家里只有杜老汉和黑灵了,黑灵累了一天沉沉地睡着了,杜老汉百感交集怎么也睡不着。接连几天陈大夫给杜老汉煎药服用。到了第五天,天还没亮杜老汉就被尿憋醒了,他下意识地动了一下腰身,居然没有那么痛了,他又试着坐起来,奇迹发生啦,他可以下床了。杜老汉激动地抱着黑灵拼命亲吻,多亏了黑灵,要不然还不知道自己在床上要躺多久呢。杜老汉自己煎了一碗树皮汤喝了下去,然后领着黑灵去拜谢陈大夫。赶得巧,陈大夫正在宴请行医的几个朋友,他看见杜老汉自己走来药店非常惊讶,没想到这种树皮治疗腰脊酸痛有这么好的功效。大家都说应该给这种树皮取个名字，杜老汉说："是黑灵从四姑娘山把树皮拿回来救了我的命，黑灵就像我的第二个儿子，我给黑灵取名叫杜仲吧，黑灵拿回来的这种树皮也叫杜仲，你们觉得可以吗？"大家都说太好了，就这么定了。从此人们就把这种树叫杜仲树，把杜仲树的皮叫杜仲。

　　现代家庭家里有几个兄弟姐妹，一般称老大、老二、老三、老么，可是在古代不是这么称呼的，古时候家庭的兄弟姐妹是按照伯、仲、叔、季的顺序来叫的，所以杜老汉把黑灵取名杜仲也就理所当然了。

杜仲终于解药谜　仙人锦囊秘方传

-
-
-

　　话说杜仲在山上经过三天的深思熟虑,终于猜对了威灵仙给他出的中药名谜语的所有谜底:

胸中荷花（穿心莲）　　西湖秋英（杭菊）

晴空夜明（满天星）　　初入其境（生地）

长生不老（万年青）　　永远康宁（千年健）

老娘获利（益母草）　　警惕家人（防己）

五除三十（商陆）　　　假满期临（当归）

胸有大略（远志）　　　军师难混（苦参）

接骨医生（续断）　　　老实忠诚（厚朴）

无能缺技（白术）　　　药店关门（没药）

　　中药名谜底揭开了,威灵仙非常高兴,他送给杜仲一个黑色锦囊,告诉他锦囊里装有治疗疫毒的秘方,杜仲万分感激。第二天一大早，杜仲怀揣着锦囊，天麻麻亮就下山了。他归心似箭，不由加快步伐。下山路上杜仲的心情特别好，不一会儿工夫，他的眼前出现了一片红艳艳的桃花林。看到粉红艳丽的桃花，杜仲忆起了当年刚刚认识红娘子时的情景，声音柔和清脆，肌肤娇嫩水灵，一对美丽的大眼睛含情脉脉，面若桃花，红娘子纤柔的细腰就像这桃树枝一样婀娜多姿，美丽动人。杜仲一边欣赏着桃花，一边嘴里不由自主地哼起了诗经里一首诗——《桃夭》。

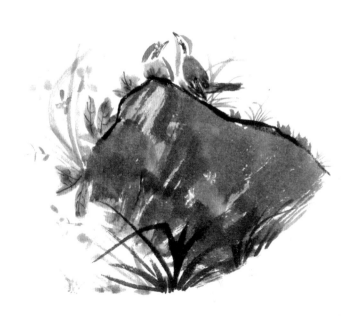

《周南·桃夭》

桃之夭夭,灼灼其华。之子于归,宜其室家。

桃之夭夭,有蕡其实。之子于归,宜其家室。

桃之夭夭,其叶蓁蓁。之子于归,宜其家人。

译文:

桃花怒放千万朵,色彩鲜艳红似火。

这位姑娘要出嫁,喜气洋洋归夫家。

桃花怒放千万朵,果实累累大又多。

这位姑娘要出嫁,早生贵子后嗣旺。

桃花怒放千万朵,绿叶茂盛永不落。

这位姑娘要出嫁,齐心携手家和睦。

　　杜仲嘴里哼着小诗,加快了下山的步伐。为了早日回家,他不得不想办法抄近路走捷径,选择走悬崖峭壁的小道。他用手抓紧路边的小树艰难地一步一步往下走,突然一不小心碰到了树上的马蜂窝,顷刻间成群结队的马蜂嗡嗡乱飞。杜仲吓了一跳,马上脱了上衣用力挥舞着想赶走马蜂,结果还是被几只马蜂给蜇了,皮肤立刻红肿胀痛不已。杜仲边挥舞着衣服边后退,一脚没站稳一下子跌下了山谷……

大约两个时辰后杜仲醒了过来，他发现自己悬挂在半山腰的一棵大树上，他不敢乱动，心里庆幸自己命大没有掉下山谷摔死。他心想：我再躺一会儿，等到体力恢复后再从树上下来。他刚这样想，不料树枝承受不住杜仲的体重，"吱呀"一声断了，杜仲直接跌向了谷底。杜仲想这下完了，必死无疑了。可是杜仲真的命大，他掉在了谷底一个厚厚的草堆上，只觉得全身火辣辣的疼，动弹不得。

　　一天没有吃东西的杜仲，肚子饿得发慌，他慢慢滚下草堆，看见附近长着密密麻麻的野草，黄梗细叶，开着白花，杜仲顺手揪了一把嫩叶放在嘴里暂且充饥。他又拔出一棵有手指粗的草根，放在嘴里一嚼，又香又甜，比嫩草好吃多了。他又吃了好几棵这样的野草根，算是美餐了一顿。他困极了，忍痛睡了过去。

　　深谷里的杜仲虽然捡回了一条命，但腿伤很严重，动弹不得，他只好耐下性子等待腿伤痊愈后寻找回家的路。在接下来的日子里，杜仲每天挖草根度日，一待就是半个月，他的腿伤基本上康复了，只是悬崖峭壁实在不容易找到路。他又拔了一些鸡爪状的草根带在身上，以备路上充饥。他试一试悬崖坡上的藤草，用力拽了拽，还算结实，于是他抓紧藤草一步步向山上爬。这时杜仲发现自己竟然身轻如燕，用了半个时辰就爬上了山顶，真的是不可思议！到了山上，他再也不敢抄近路走捷径了，只好老老实实走下山的大路以最快的速度往家里赶……

杜仲下山见红娘　寄奴远行游名山

-
-
-

　　杜仲只用了一个多时辰就下山了。在山下的路口，他远远看见一个男人坐在路边的石头上望着天空发呆，再仔细一看，那不是刘寄奴大哥吗？杜仲赶紧加快步伐走到了刘寄奴的身旁，说道："刘大哥，你怎么一个人坐在石头上发呆呀？"刘寄奴回头一看惊叫道："杜仲你终于回来啦！"两个男人紧紧抱在一起，泪流满面。

　　刘寄奴把他如何上山寻找杜仲，怎么和七步蛇做生死搏斗等坎坷经历，原原本本地讲了一遍。杜仲也把自己这段时间的不幸遭遇说给刘寄奴听。随后杜仲问："你为什么坐在这里不回去见师父呢？"刘寄奴说："我没脸见师父和红娘子了，因为红娘子交给我的任务没有完成，红娘子让我上山找你没有找到，还把她写给你的书信弄丢了。"听到这里，杜仲下意识地摸了摸怀里，发现锦囊不见了，他才想起来可能是脱衣服打马蜂的时候弄丢了。他心里顿时一惊，为了这个锦囊自己差点丢了性命，到头来还是把锦囊给弄丢了。但幸运的是人活着回来了，于是他安慰刘寄奴说："你丢了书信，我丢了秘方，但是咱俩都活着回来了，这才是最重要的，走吧，我们一起回家。"刘寄奴又抬头看了看远方，眼神十分坚定地对杜仲说："杜老弟，你赶快回家吧，红娘子还在焦急地等着你呢，我就不回去了。我年轻的时候就有个梦想，等我有时间的时候，一定要周游祖国大好河山。世界这么大，我想去看看。"杜仲再三劝说都无济于事，问道："刘大哥，你准备去哪些地方呢？"刘寄奴笑道："我一人吃饱全家不饿，趁我的身体还不错，第一站我想去西藏，那里是一片净土，去看看神秘雄伟的布达拉宫，海拔5500米的唐古拉山，还有那美丽迷人的雅鲁藏布江，然后我再去游玩祖国的名山大川。记得明代旅行家徐霞客两游黄山时赞叹道：'登黄山天下无山'，他还说：'五岳归来不看山，黄山归来不看岳。'五岳是指东岳泰山、南岳衡山、西岳华山、北岳恒山、中岳嵩山。杜仲老弟，我要走遍名山，云游四海，人生除了工作和生活外，还应该有诗和远方。你不要再劝我了，你赶紧回家吧！"说完刘寄奴头也不回迈着大步走向远方……

杜仲无论怎么追赶喊叫都无济于事，他只好一个人赶紧朝家里走去。

红娘子一见到杜仲，就问他有没有见到刘寄奴，又问他这半个月在山谷里吃什么东西支撑到现在。

杜仲从背袋里拿出来几块野草根，红娘子一看，这草根如鸡爪状，黄白色，叶子似竹叶，她掰了一块草根放在嘴里，有淡淡的甜味。

她把野草根放在锅里煮熟，发现熟的比生的更好吃。红娘子拿去让父亲看看是什么草药，红景天看了半天说："我也不知道是什么草药，你拿给爷爷看看吧，也许他知道呢。"红娘子的爷爷红参今年118岁了，他一看见这种草根，马上哈哈大笑："这不是本草黄精吗？黄精入药已经有三千多年的历史，它能补气养阴，健脾益肾，用于脾胃虚弱，体倦乏力，还可以补精血不足。黄精是滋补五脏的上品好药。晋代的葛洪说，黄精甘美易食，灾年可与老少代粮，谓之米脯。黄精的苗初生时可用来做菜，谓之毕菜，也称笔管菜、黄鸡菜，味极美。因黄精的根像爪子，又像生姜，所以黄精又叫老虎姜、鸡爪参。明末清初的医学家傅青主六岁起常年吃黄精，不喜欢吃谷物。可见黄精是一味药食两用的佳品……"

爷爷红参侃侃而谈，杜仲和红娘子听入了迷，不得不感叹：家有一老，如有一宝。姜还是老的辣啊！

后 记

写到这里，香港地区的疫情也明显好转，每天只有个位数新冠确诊，截至今天全世界累计确诊4908万，死亡113万。其中美国单日新增9万，累计确诊980万，死亡23万。虽然国外的疫情还很严重，但国内的疫情已经完全控制，在国内早就可以自由飞翔了。《杜仲上山记》也该结束了，我也该离开香港了⋯⋯

非常感谢同学们每天的鼓励和支持，谢谢你们了，疫情期间我在同学群里占用了很多时间和空间，如有打扰，请同学们多多包涵和谅解。

特别致谢憨振东、胡香杰、王远昶、丁海运、李岚、王勇、张雪、高婷、王新旻、何广政、路成吉、温丹丹、吴伟华、华方、戴建波、杨淑静等对该书提出的宝贵建议。由于本人才疏学浅，能力有限，文章有些杂乱不尽人意，请读者批评指正。

特别说明：该书有关名人名医章节，摘抄了一部分作者的网络文献资料。在此，本人由衷地感谢你们对祖国中医药文化的贡献，让我们一起为中医药文化的传播尽一份力,真诚致谢!

传统文化爱好者:杨礼宽

2020 年 10 月于香港

读《杜仲上山记》有感

在中国,历史上的庚子年多不平静,就像中了一个古老的魔咒。

2019年12月8日,武汉金银潭医院检查出一名不明原因肺炎患者。

2020年1月23日10时,武汉市新型冠状病毒感染的肺炎疫情防控指挥部发布通告,武汉封城。中国启动新冠肺炎一级响应。

2021年3月2日,全球总确诊总人数为1.14亿例,死亡人数254.1万(其中美国累计死亡病例52.7万例)。世界范围内除中国外,新冠就像阿加雷斯(Agares)在肆虐。

世界在问:新冠来自哪里?它是什么样的恶魔?会有什么样的恶果?

全世界都在寻找治疗新冠的特效药物,西药一次次被淘汰。

西方大国的药物疗法一个个黯然失效,令世界手足无措。唯有独存的古老中医中药,就像太阳一样,温煦着中国,给世界抗疫带来希望。

为什么中国能给世界带来希望呢?因为中华民族的宇宙观是"天人合一",中华民族的世界观是"协和万邦",也就是习主席提出的人类命运共同体。中华民族的人生观是"自强不息",中华民族的价值观是"忠孝节义"。中国人把天地看作大宇宙,把人体看作小宇宙。古人讲:天有日月,人有两只眼睛;一年有四季,人有四肢;天地有五行木火土金水,人有心肝脾肺肾五脏;天有12个月,人有12条正经;天有风雷雨电,人有喜怒哀乐;地球当中有70%是江河湖海,人身上70%是液体。地球表面是泥土,泥土下面是地下水,泥土上面是大气层,大气层上面是太阳。在人体当中,肾水就好比地下水,上面就是脾土,脾土上面是肺气,就是大气层。肺气之上就是头,头就是人体的太阳,阳升阴降,人体的阳气上升全部凝集在头上,所以人的头脸是不怕寒冷的。明白了天人合一,就知道了人和宇宙是按同样的结构构成的,人要健康,人体的小宇宙就必须和天地的大宇宙同频。中医看病是整体观,人生病了说明人体不正常了,不正就偏,要么太过要么不及,中药的神奇就是给病人纠偏扶正的。

中药命名的有趣现象:东白芍、天南星、西洋参、北沙参(与方位有关),春砂仁、夏枯草、秋桑叶、冬葵子(与四季有关),青黛、黄芪、赤芍、白术、黑铅(与五色有关),甜石榴、酸枣仁、苦参、辣蓼草、咸秋石(与味道有关),金银花、木通、水獭肝、火麻仁、土茯苓(与五行有关),风茄子、云茯苓、雨伞草、雪里青、雷丸(与气象有关),山药、川芎、望江南、河白草、海浮石、洋金花(与地理有关),猪牙皂、牛膝、羊踯躅、马宝、鸡血藤、狗肝菜(与动物有关),鼠粘子、牛黄、虎骨、菟丝子、龙胆草、蛇蜕、马勃、羊肉、猴枣、鸡内金、狗脊、猪苓（与生肖有关），一见喜、两面针、三七粉、四叶参、五倍子、六神曲、七叶莲、八角茴、九香虫、十大功劳叶、百草霜、千金子、万年青（与数字有关），如一粒金丹、二至丸、三才封髓丹、四逆散、五子衍宗丸、六一散、七宝美髯丹、八仙长寿丸、九制豨莶丸、十全大补丸、周公百岁酒、千金不易丹、万应喉症散（与数字有关），川桂枝、川黄柏、川大黄、川贝母；广木香、广郁金、广陈皮；湘莲肉；苏薄荷；浙贝母；建泽泻（与产地有关）。

　　中医的神奇之处就是利用中草药的四气五味不同，方位产地等不同属性，针对不同病人进行辨证施治：寒者热之，热者寒之，实者泻之，虚者补之等方法，对人体进行纠偏扶正，达到阴阳平衡，平人自愈。中医这种整体观救死扶伤是全世界独一无二的。

　　《杜仲上山记》承载厚重的历史、文化、医药、人物、典故，融汇丰富的知识、趣味、文化、感悟，由古渐今，由远渐近，像是和着清新微风的情景溪流，在淡云若纱、鹤翔若舞、旭光缦撒的穹顶下，湍湍而来。读起来感同倚躺在溪流旁的斜岸，与作者同步，穿越时空，不，是感受着、观览着、交流着，任凭身心的享受和遐想泛滥。

驻马店医学院　王远昶教授

2021 年 3 月

读《杜仲上山记》有感

  《杜仲上山记》是传统文化爱好者杨礼宽先生在百忙中创作的拟人化中医药故事，故事以杜仲上山寻找治疗疫毒秘方为切入点，从三皇五帝到新时代中国，穿越数千年。全篇共57节，近10万字，涉及古代名医名家数十人，经典传统文化励志故事十余个，中草药近二百味及中医药重要成就。书中以杜仲为主线，并配上各种中药的精美图片和药用价值的介绍，融趣味性、知识性、文化性为一体。

  作者文采飞扬，幽默风趣，借物咏志，寄托幽情，读之令人赏心悦目，怡情养性，妙不可言。将中药文化与平凡生活融入自己的创作中，让故事与中医药学形成文医相通的鲜明特色，把中医药知识的传承提高与拟人故事较好地融合起来，把药名自然融入其中，又含有意境完整的情节，真可谓煞费苦心。

《西游记》三十六回唐僧抒发情怀诗曰：

  自从益智登山盟，王不留行送出城。

  路上相逢三棱子，途中催趱马兜铃。

寻坡转涧求荆芥，迈岭登山拜茯苓。

防己一身如竹沥，茴香何日拜朝廷？

　　用中药材拟人化的笔法，介绍了中药药性温热寒凉、相互配伍关系及功效。故事情节曲折，妙趣横生，趣味性强，想象力丰富，情感也很浓烈。"刘寄奴牵牛过常山，遇滑石跌断牛膝；徐长卿炙草堆熟地，失防风烧成草乌"，生动形象，引人感慨，读之余韵绕心，回味无穷，蕴意精巧，给药物以活力，寄百草于情感，形象描绘生动，语意别具一格。通篇所涉及的中药不仅形象，贴合情节，而且药性准确，其中各角色之间的关系，巧妙借用药物间性能的生克制化关系，寓中医药知识于娱乐之中。这不但要求作者既有精深的文辞修养，还要有广博的中医药常识，不然很难做到构思奇巧、浑然天成，实乃普及中医药文化的难得之作。

　　正是这种文学作品的趣味性，民间艺术形式的通俗性，加上中医药科学知识，在一定深度和广度上删繁就简乃至同时代同类作品的实用性，真正体现了本书的意义和价值。我们完全有理由认为，本书对中医药科普文学的发展进行了有益尝试，找到了自己的位置，达到了一定的境界！

　　古老的岐黄术，历久弥新，中国医药学是一个伟大的宝库，蕴含中国特色的原创性思维、深邃的哲学智慧、独特的理论体系、深厚的

　　文化底蕴和前瞻的医学模式。中医治未病思想及其在防治现代疾病方面的优势和特色日益凸显，应当努力发掘，加以提高。当前，在很多世界性疾病难题难以突破之际，从中医药这个宝库中寻找灵感，或可找到解决问题的思路和方法，所以对中医药知识的宣传和挖掘显得十分重要。

　　特别是当前，中医药发挥独特优势，在抗击新冠肺炎疫情战场上大显身手，中西医结合、中西药并用成为中国方案的亮点。目前，全球疫情形势严峻，我国的疫情防控同样不可放松，让我们在杨礼宽先生的《杜仲上山记》中了解到更多的中医药科普知识，让杜仲费尽千辛万苦寻到的治疗疫毒的秘方和美好愿望在我们手里变成现实。

胡香杰

郑州大学基础医学院高级实验师

2020 年 11 月